アトピー性皮膚炎治療のための

ステロイド外用薬パーフェクトブック

杏林大学医学部皮膚科学教室 教授　塩原哲夫　編

南山堂

❖編者

塩原哲夫　　杏林大学医学部皮膚科学教室　教授

❖著者(執筆順)

中村晃一郎　　埼玉医科大学皮膚科学教室　教授
大槻マミ太郎　　自治医科大学皮膚科学　教授
大谷道輝　　東京逓信病院薬剤部　副薬剤部長
田上八朗　　東北大学　名誉教授
幸野　健　　日本医科大学千葉北総病院皮膚科　教授
中原剛士　　九州大学大学院医学研究院皮膚科・体表感知学講座　准教授
古江増隆　　九州大学大学院医学研究院皮膚科学　教授
水谷　仁　　三重大学大学院医学系研究科皮膚科学　教授
戸田さゆり　　広島大学大学院医歯薬保健学研究院皮膚科学
秀　道広　　広島大学大学院医歯薬保健学研究院皮膚科学　教授
片山一朗　　大阪大学大学院医学系研究科情報統合医学皮膚科学　教授
山本一哉　　総合母子保健センター愛育クリニック皮膚科　部長
三木田直哉　　和歌山県立医科大学皮膚科学教室　助教
古川福実　　和歌山県立医科大学皮膚科学教室　教授
加藤則人　　京都府立医科大学大学院医学研究科皮膚科学　教授
多田弥生　　帝京大学医学部皮膚科学講座　准教授
鈴木加余子　　刈谷豊田病院皮膚科　部長
松永佳世子　　藤田保健衛生大学医学部皮膚科学　教授
佐伯秀久　　日本医科大学大学院皮膚粘膜病態学　教授
海老原伸行　　順天堂大学医学部附属浦安病院眼科　教授
塩原哲夫　　杏林大学医学部皮膚科学教室　教授
松元美香　　東京逓信病院薬剤部　部長代理
大矢幸弘　　国立成育医療研究センター生体防御系内科部アレルギー科　医長
檜垣祐子　　東京女子医科大学附属女性生涯健康センター　教授

口絵

第4章 ライフステージに合わせたステロイド外用療法の実際

1 乳・幼児

a 初診時　　　　　　　　　　b 2日目

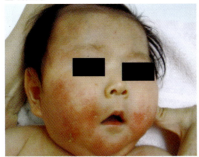
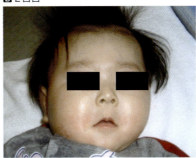
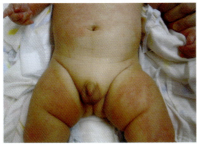
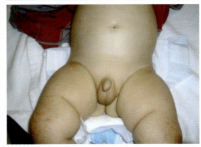

図　紹介されてきた乳児のアトピー性皮膚炎(重症例)

(p.120)

3 成人

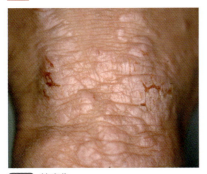

図1　苔癬化　　　　　　　　図2　痒疹

(p.133)　　　　　　　　　　(p.133)

第5章 ADの増悪・進展かステロイド外用薬の有害事象かの見極め

1 ステロイド外用薬による接触皮膚炎

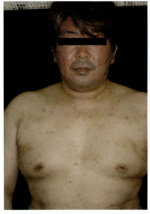

図1 初診時臨床像 (p.150)

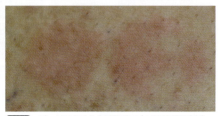

図2 パッチテスト陽性所見(1週間後判定) (p.150)

2 酒さ様皮膚炎

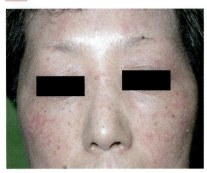

図1 酒さ様皮膚炎の臨床像
両頬部,眼囲,前額部に潮紅,小丘疹,毛細血管拡張を認める. (p.157)

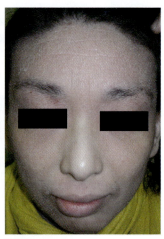

図2 アトピー性皮膚炎増悪の臨床像
鼻部を除く顔面全体に瘙痒の強い紅斑を認め,皮膚は厚く苔癬化している. (p.157)

3 白内障・緑内障

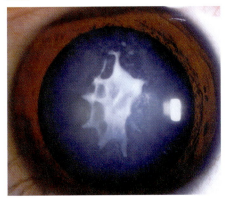

図1 アトピー白内障
水晶体前嚢下に"ヒトデ状"の線維化を伴った混濁を認める． (p.162)

4 ステロイド薬中止後の症状の悪化とカポジ水痘様発疹症

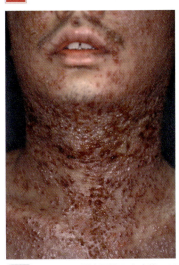
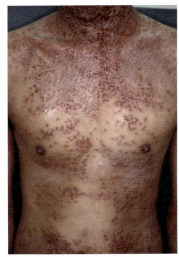

図1 ステロイド外用薬の中止後，AD患者に発症したKVEの臨床像

(p.169)

序

　ステロイド外用薬は現在でもアトピー性皮膚炎治療薬の主役であり，少なくとも今後10年間は，これを上回る新規外用薬が開発されるとは思えない．それほど強力な効果を持つ外用薬だからこそ，その使い方には様々な注意が必要となる．一時吹き荒れたステロイドバッシングの嵐は，ステロイドに対する冷静な検討をする暇を与えなかった．しかしその嵐が過ぎ去った今，使い方についての検討が十分になされないまま，安全な薬であるとのいわれなき過信が広がって来ているようにも感じられる．

　ステロイド外用薬に対する基礎知識は，各製薬会社が開発競争に凌ぎを削った1970～80年代を中心に急速に進歩したものの，開発競争の終焉とともに，多くの人の関心事から遠いものとなった．その結果，ステロイド外用薬についての知識の乏しい医師も現れるようになった．そのような状況で企画された月刊誌「薬局」2013年5月号　特集「ステロイド外用剤―アトピー性皮膚炎治療に活かす視点」は，ステロイド外用薬のすべてがわかるガイドブックとして大好評を持って迎えられた．本書はそれをさらにup-dateした最新版であり，前著を上回る内容になっている．これを読んでおけば，ステロイド外用薬のすべてがわかると言っても言い過ぎではない内容になったと自負している．編者の厳しい要求に答えて，ご執筆，ご加筆頂いた著者の方々の協力の賜物であると感謝している．

　ステロイド外用薬を処方する医師ばかりでなく，それを扱う看護師，薬剤師から使用する患者に至るまで，全ての人の座右に本書を備えるべきと考えている．

2015年10月

杏林大学医学部皮膚科学教室　教授

塩原　哲夫

目次

第1章 ステロイド外用薬を使いこなすための基礎知識

1 ステロイド外用薬の構造と薬理活性 …………… 2
- ステロイド薬の構造と薬理活性　3
- ステロイド薬の免疫作用　4
- ステロイド外用薬の薬理活性による分類　7
- ステロイド外用薬の吸収の相違　7
- ステロイド抵抗性　8

2 アトピー性皮膚炎に対するステロイド外用薬の作用機序 ………… 10
- ステロイド薬の一般的な薬理作用　11
- ステロイド外用薬の作用点　12
- Th1/Th2バランスとステロイド外用薬　13
- ステロイド受容体発現とタキフィラキシー　16
- ステロイド外用薬の作用特性を踏まえた適切な使い方　17

3 ステロイド外用薬の経皮吸収と影響を与える因子 ……………… 19
- ステロイド薬の経皮吸収経路と物性　20
- 体内動態　20
- 部位別の経皮吸収　22
- 経皮吸収と基剤や剤形との関係　23
- 経皮吸収と皮膚の状態の関係　26

4 ステロイド外用薬の希釈と保湿剤との混合についての考え方 … 30
- 基剤の問題　31
- 混合後の皮膚透過性　33
- 混合後の主薬の安定性　38

5 アトピー性皮膚炎患者の角層機能と保湿剤，
ステロイド外用薬治療の影響 ……………………………………… 41
- 皮膚の構造とバリア機能　42
- バリア機能を担う角層細胞間脂質　45
- 生体角層のバリア機能測定　47
- 角層の保湿機能　48
- 乳児で発症するアトピー性皮膚炎　51
- ステロイド外用薬の影響　52

6 アトピー性皮膚炎治療におけるステロイド外用薬のエビデンス … 56
- 短期的有効性と安全性のエビデンス　57
- 長期的安全性のエビデンス　57
- 量的問題のエビデンス　58
- 部位的問題のエビデンス　60
- ステロイド外用薬のランク（グレード）の問題　60
- 基剤とランクの問題　61

第2章 アトピー性皮膚炎治療を実践するための基礎知識

1 わが国におけるアトピー性皮膚炎の実態 …………………………… 68
- 乳幼児　69
- 学童児　71
- 思春期・成人期　73

2 アトピー性皮膚炎の発症と増悪に関連する要因 …………………… 78
- 遺伝的背景　79
- 免疫学的変化　81
- 感染とアトピー性皮膚炎　84
- 外来抗原と自己抗原　84
- 神経と瘙痒　85

3 アトピー性皮膚炎の評価方法と重症度分類 …………………… 88
- 重症度の評価スケール　89
- 血清TARC値による重症度評価　96

第3章 日米アトピー性皮膚炎診療ガイドラインの違い

1 日米ガイドラインにおけるステロイド外用薬の選び方・使い方 …100
- ステロイドの作用機序　101
- アトピー性皮膚炎におけるステロイド外用薬の使用法　102
- 使用上の注意（日米の比較）　109
- 同効薬・類似薬の使い分け　111
- ガイドラインでの位置付け　111

第4章 ライフステージに合わせたステロイド外用療法の実際

1 乳・幼児 …………………………………………………………………………… 116
- あるサイトの記事から　117
- 2013年3月5日（火曜日）の外来で　118
- 臨床例から　119
- ステロイド外用薬処方時のポイント　120

2 小　児 ……………………………………………………………………………… 123
- 小児皮膚　124
- 小児アトピー性皮膚炎の特徴　124
- 小児アトピー性皮膚炎に対するステロイド外用療法の実際　125
- 小児アトピー性皮膚炎のステロイド外用治療における
  患児・家族との関係　127

3 成　人 ……………………………………………………………………………… 131
- 体幹・四肢の皮疹に対する重症度ごとのステロイド外用薬の選択　131
- 顔面・頸部の皮疹　134
- 頭部の皮疹　134
- アドヒアランスへの配慮　135

4 妊婦・授乳婦 …………………………………………………………………… 138
- 妊婦・授乳婦とアトピー性皮膚炎　138
- ステロイド外用薬の妊婦へ影響の検討　139
- ステロイド外用の妊婦への危険性　140
- ステロイド外用の授乳婦への危険性　142
- 具体的な症例と処方例　142

第5章 アトピー性皮膚炎の増悪・進展か有害事象かの見極め

1 ステロイド外用薬による接触皮膚炎 ……………………… 148
- ステロイド外用薬による接触皮膚炎の診断のポイント 149
- ステロイド外用薬による接触皮膚炎 150
- ステロイド外用薬の交差反応性 151
- アトピー性皮膚炎患者におけるパッチテスト結果 151

2 アトピー性皮膚炎の増悪と鑑別が難しい酒さ様皮膚炎 …… 155
- 見極めのポイント 156
- 対応のポイント 158

3 白内障・緑内障 ……………………………………………… 161
- アトピー白内障 161
- ステロイド緑内障 164
- 免疫抑制薬による白内障・緑内障発症予防 165

4 ステロイド薬中止後の症状の悪化とカポジ水痘様発疹症 …… 167
- カポジ水痘様発疹症とは 168
- KVEを発症させる要因 170
- KVEに対する制御性T細胞 171
- ステロイド治療の中止がなぜKVEをもたらすか？ 172
- KVEの治療 175

第6章 アトピー性皮膚炎患者に対する指導の極意

1 アトピー性皮膚炎治療における薬学管理の実践 …………………… 180
- 処方監査　181
- 塗布量　181
- 塗布回数　183
- 副作用　183
- 保存方法　185
- グループ治療　185

2 アトピー性皮膚炎患者のアドヒアランスとその関連要因 ……… 188
- アトピー性皮膚炎患者（保護者）の治療アドヒアランスを阻害する要因と高める要因　189
- ステロイド忌避とアドヒアランス　191
- ステロイド忌避の克服とアドヒアランス行動　193
- 長期的なアドヒアランス行動の改善　194

3 "corticosteroid-phobia" と心身医学的アプローチ …………………… 197
- アトピー性皮膚炎の心身医学的側面と治療環境への不適応　198
- ステロイド忌避の理由とその対策　199
- 適切な外用療法について繰り返し説明　203
- 薬剤師との連携による外用薬の服薬指導の重要性　203

索　引 …………………………………………………………………………… 205

第1章

ステロイド外用薬を使いこなすための基礎知識

ステロイド外用薬の構造と薬理活性

KEY POINTS

- ステロイド薬はステロイドアナログの医薬品のなかで,副腎皮質ホルモンに分類される.

- 糖質ステロイドは,天然ステロイドとしてのコルチゾール(ヒドロコルチゾンとも呼ばれる)に代表され,合成ステロイドとしてプレドニン,デキサメタゾンなどがある.

- コルチゾールはコレステロールより合成され,抗炎症作用を有する.

- ステロイド薬は,ステロイド骨格の側鎖(6, 9, 17, 21位)を修飾することによって抗炎症作用を増強し,鉱質コルチコステロイド作用を軽減している.作用の増強には17位・21位の水酸基のエステル化,6位・9位のハロゲン化などが関与する.

- 薬理活性は血管収縮作用をもとに決定され臨床的有効性と相関する.薬理活性の分類として,ランクは5段階(ストロンゲスト,ベリーストロング,ストロング,マイルド(ミディアム),ウィーク)に分類される.

薬物の体内への吸収には,経口(内服),経静脈性,外用による経路などがある.外用薬は皮膚や粘膜へ直接吸収され,皮膚の毛嚢(毛包)や表皮から直接吸収される.外用薬の利点として,直接皮膚に接触することによって皮膚での効果を最大限に増強すること,また同時に全身的副作用を軽減することがあげられる.

ステロイドの抗炎症作用の臨床的適応はコルチゾンが関節リウマチに効果を示したことに始まる.さらにステロイド外用薬は1953年に国内では初め

てヒドロコルチゾン酢酸エステルが認可されて以来，多くの種類が使用されている．1979年にクロベタゾールプロピオン酸エステルが出現し，以後は副作用の少ない薬剤の開発が行われている．

ステロイド薬の構造と薬理活性

ステロイドホルモンは生体の維持に必要な脂溶性物質であり，糖質コルチコイド，鉱質コルチコイド，エストロゲン，プロゲステロン，アンドロゲンの5種類に分類される．このなかでステロイド薬として使用されるものはコルチゾール（糖質コルチコイドの一種）に代表される．糖質コルチコイドは炭素数21のプレグナン構造を有し3位・20位，および17位・21位にそれぞれケトン基，ヒドロキシ基，11位に酸素官能基を有する（図1）．コルチゾン・コルチゾールはコレステロールより合成される．

以下に合成ステロイドの構造について説明する．プレドニゾロンはヒドロコルチゾンの1位に二重構造を導入したものである（表1）．メチルプレドニゾロンは6α位にメチル基を導入することで抗炎症作用が増強し，副作用は軽減している．デキサメタゾンは16α位にメチル基を導入したことで，さらに強力な抗炎症作用を有する．トリアムシノロンは9α位にフッ素を導入し，16α位にヒドロキシ基を導入したことで，高い活性と選択性を示す[1,2]．

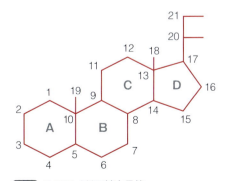

図1 ステロイドの基本骨格

表1 代表的な糖質コルチコイドの構造の比較

一般名	置換基			
	1	6	9	16
ヒドロコルチゾン	—	—	—	—
プレドニゾロン	Δ¹	—	—	—
メチルプレドニゾロン	Δ¹	α-Me	—	—
デキサメタゾン	Δ¹	—	F	α-Me
トリアムシノロン	Δ¹	—	F	α-OH

Δ¹：C1-C2の二重結合，Me (methyl)：CH₃

　このように，ステロイド外用薬は置換基を変化させることによって，抗炎症作用が増強し，鉱質コルチコイド作用の減弱・除去が期待できる．その修飾は，①16位へのメチル基やヒドロキシ基の導入，②6位，9位の側鎖のハロゲン化，③17位・21位のエステル化である．ハロゲン化によって，受容体への親和性が亢進する．またエステル化は，水酸基をプロピオン酸，酪酸，吉草酸，ピバル酸などの脂肪酸や，芳香族カルボン酸で置換することで皮膚への透過性を増加できる．16位と17位をアセトニドに置換する場合もある（表2）．

ステロイド薬の免疫作用

　細胞質内ではステロイド受容体（GRα）は，熱ショックタンパク70，90と複合体を形成している．ステロイド薬が細胞内に入ると，ステロイド受容体（GRα）は熱ショックタンパクから解離し，ステロイド薬と結合し複合体を形成する．ステロイド薬・GRα複合体はさらに二量体として核内に移行し，遺伝子プロモーター上の応答配列GRE（glucocorticoid responsive element）など転写因子に結合し，転写活性を調整する（図2 a）．この経路によりIκBαなどの免疫抑制的なタンパク質が産生される．
　その他にもいくつかの経路が存在する．たとえばステロイド薬・GRα受容体複合体はNFκBやAP-1と直接結合することによって，核内でのこれら

表2 ステロイド外用薬の薬効による分類とその構造

薬効	一般名	置換基 1	6	9	16	17	21
I群 ストロンゲスト	クロベタゾールプロピオン酸エステル	Δ^1	—	F	β-Me	O-Pr	Cl
	ジフロラゾン酢酸エステル	Δ^1	α-F	F	β-Me	O-Ac	O-Ac
II群 ベリーストロング	モメタゾンフランカルボン酸エステル	Δ^1	—	Cl	α-Me	O-Fu	Cl
	ベタメタゾン酪酸エステルプロピオン酸エステル	Δ^1	—	F	β-Me	O-Bu	O-Pr
	フルオシノニド	Δ^1	α-F	F	16α, 17-アセトニド		O-Ac
	ベタメタゾンジプロピオン酸エステル	Δ^1	—	F	β-Me	O-Pr	O-Pr
	ジフルプレドナート	Δ^1	α-F	F	—	O-Bu	O-Ac
	ジフルコルトロン吉草酸エステル	Δ^1	α-F	F	α-Me	—	O-Pen
	ヒドロコルチゾン酪酸エステルプロピオン酸エステル	—	—	—	—	O-Bu	O-Pr
III群 ストロング	デプロドンプロピオン酸エステル	Δ^1	—	—	—	O-Pr	H
	デキサメタゾンプロピオン酸エステル	Δ^1	—	F	α-Me	O-Pr	O-Pr
	デキサメタゾン吉草酸エステル	Δ^1	—	F	α-Me	O-Pen	OH
	ベタメタゾン吉草酸エステル	Δ^1	—	F	β-Me	O-Pen	OH
	ベクロメタゾンプロピオン酸エステル	Δ^1	—	Cl	β-Me	O-Pr	O-Pr
	フルオシノロンアセトニド	Δ^1	α-F	F	16α, 17-アセトニド		OH
IV群 マイルド (ミディアム)	プレドニゾロン吉草酸エステル酢酸エステル	Δ^1	—	—	—	O-Pen	O-Ac
	トリアムシノロンアセトニド	Δ^1	—	F	16α, 17-アセトニド		OH
	アルクロメタゾンプロピオン酸エステル	Δ^1	α-Cl (7位)	—	α-Me	O-Pr	O-Pr
	クロベタゾン酪酸エステル	Δ^1	—	F	β-Me	O-Bu	Cl
	ヒドロコルチゾン酪酸エステル	—	—	—	—	O-Bu	OH
V群 ウィーク	プレドニゾロン	Δ^1	—	—	—	OH	OH

Δ^1: C1-C2の二重結合, Me (methyl): CH_3, Ac (acetyl): $COCH_3$, Pr (propyryl): COC_2H_5, Bu (butyryl): COC_3H_7, Pen (pentyryl): COC_4H_9, Fu (furylyl): COC_4H_3O

のDNA結合や転写活性を抑制する．すなわちNFκBやAP-1転写活性を抑えることによって炎症性サイトカイン産生を抑制する（図2 b）．マクロファージや樹状細胞のIL-1産生抑制，T細胞からのIL-2産生抑制を抑制，また他の炎症性サイトカイン産生（IL-6，IL-8）の抑制などが知られている．

　他の経路としてDNAはヒストンに付着しているが，ヒストンアセチル化

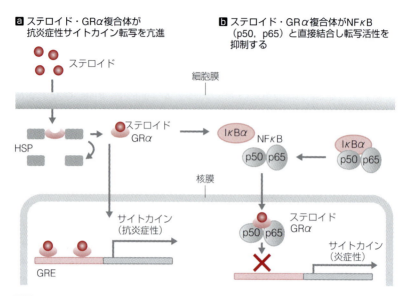

図2 ステロイドの転写活性調節作用機序

酵素によってDNAがヒストンから乖離すると，転写因子がヒストンに結合することによって転写活性が亢進する．HDAC（ヒストンの脱アセチル化酵素）は，脱アセチル化によって転写活性を終結に向かわせる．ステロイドはこのHDACを転写活性部位に取り込むことで，アセチル化による転写を終結させ転写活性を抑制する．この経路にはiNOS（誘導性NOS）やCOX-2などの炎症性タンパクの発現抑制が存在する．

第二にステロイド薬にはアラキドン酸代謝の抑制作用がある．ホスホリパーゼA2はアラキドン酸カスケードにおいて，リン脂質からのアラキドン酸の遊離を誘導し，プロスタグランジンやロイコトリエンの産生を誘導する．ステロイド薬は，細胞膜のホスホリパーゼA2の活性を抑制するため，この下流に存在するロイコトリエン，プロスタグランジン産生を抑制する．

このようにステロイドの抗炎症作用・免疫抑制作用は，転写活性を介する経路による炎症性タンパクの発現抑制，ヒストンなどの取り込みによる機能抑制，アラキドン酸代謝経路の抑制など多岐におよぶことが示されている．

ステロイド外用薬の薬理活性による分類

　ステロイド外用薬の生物活性の強さは，血管収縮能，クロトン油膿胞抑制試験，線維芽細胞の抑制試験によって測定されている．湿疹，乾癬を対象とした研究で，ステロイド外用薬の活性の測定としての血管収縮試験で，血管収縮作用が臨床的有効性とよく相関することが明らかにされている[3]．血管収縮試験で，血管収縮作用の検査(colorimetric measurementとechogenecity values)とステロイド薬のランクは一致している[4]．
　このような試験をもとに，ステロイド外用薬の効果は5段階のランクに分類される(表2)[5]．ストロンゲスト，ベリーストロング，ストロング，マイルド(ミディアム)，ウィークのⅠ群からⅤ群に分類される．このランクはおもに血管収縮作用の違いに基づいて決定されている[6]．

 ## ステロイド外用薬の吸収の相違

　ステロイド外用薬が同じ主剤でも，剤形の違い，添加物の違い，混合，pHによってその作用が修飾される．
　基剤には，軟膏，クリーム，ローションがある．軟膏は油脂性基剤であり，クリームは乳剤性基剤であり，油脂と水を乳化している．一般に外用薬ではクリームのほうが軟膏より吸収が高い．
　また基剤に安定化剤，緩衝剤，溶解補助剤などの薬剤を混ぜることによって薬効が増強する．
　ステロイド外用薬は，単純塗布が基本である．ステロイド外用薬とワセリンや尿素軟膏などと混合する場合に，皮膚への透過性が変化する．pHが変化（上昇)するとその活性が低下する．また，混合する方法(slab mixerとrotation mixer)によって，皮膚への透過性が異なることも報告されている．
　ステロイド外用薬の安全性を高める工夫として，近年，血中や肝臓で不活化されるアンテドラッグが開発されている．全身的な副作用を軽減することが可能である．
　ステロイド外用薬の吸収率は，外用薬の種類や性状のみでなく，外用され

る皮膚の性状や部位によっても透過性が異なる．たとえば，幼児・小児ではステロイド吸収が高く，老人では角層のターンオーバーが遅いため外用後の貯留が高い．角層に存在するフィラグリン，セラミド，皮脂などが角層のバリア機能を形成している．このバリアの水分保持能の違いによっても薬剤の吸収効率は異なる．角層のバリア機能が落ちていると経皮吸収に影響する．

ステロイド抵抗性

　ステロイド受容体にはα受容体(GRα)以外にβ受容体(GRβ)がある．GRβは構造上ドミナントネガティブとして作用するため，GRα受容体の作用に拮抗しステロイド作用に抑制的に働く．たとえば，ステロイド・GRβ複合体はiκB発現を抑制するためNFκB転写活性を抑制しない．GRβ受容体が強く発現する状況においてはステロイド・GRα複合体の作用が発揮できないため，ステロイドによる抗炎症作用が減弱する．ステロイドの使用にあたってははじめに強いステロイドを用いて十分炎症を抑えることが，GRβの発現亢進を抑え，ステロイドの抵抗性を抑えるのではないかと推測される．

　またGRαはステロイドに結合した後にユビキチン化するが，ユビキチン化には組織特異性があることが知られている．GRα分解の減少の程度・変化がステロイドの抗炎症作用に関与している可能性が推測されている．

●

　ステロイドの抗炎症作用は，免疫抑制作用・抗炎症作用など多岐にわたる作用機序が存在する．ステロイド外用薬の構造はヒドロコルチゾンを基本として，側鎖の修飾によって作用を増強する工夫，副作用を少なくする工夫がなされて多くの外用薬が作成されている．外用薬の有効性にはその構造が大きく関与しており，そのほかに基剤，添加物などの要素が存在する．さらに皮膚の性状，年齢，塗布部位などが吸収にも関わっている．

〈中村晃一郎〉

文献

1) 乾 重樹ほか：ステロイド外用療法．最新皮膚科学大系，第2巻．（玉置邦彦総編集．）pp 2-12, 中山書店, 2003.
2) 遠藤泰之：ステロイド系抗炎症薬．創薬科学・医薬化学．（橘高敦史 編．）pp 211-212, 化学同人. 2007.
3) 橘高敦史：副腎皮質ホルモン関連医薬品．化学系薬学Ⅱ ターゲット分子の合成と生体分子・医薬品の化学．（日本薬学会 編．）p227, 東京化学同人, 2005.
4) 島雄周平ほか：副腎皮質ホルモン外用剤の吸収と全身的影響．第21回日本医学総会会誌, 2162-2166, 1983.
5) 平澤典保．ステロイド薬の基礎．小児科 53 (2)：203-210, 2010.
6) Mckenzie AW, et al : Topical activities of betamethasone esters in man. Arch Dermatol, 89 : 741-746, 1964.

2 アトピー性皮膚炎に対するステロイド外用薬の作用機序

KEY POINTS

- ステロイド薬の薬効には，抗炎症作用，免疫抑制作用，細胞増殖抑制作用があげられ，それは外用薬でも同様である．

- アトピー性皮膚炎の病態におけるステロイド外用薬の作用としては，まず毛細血管収縮による血管透過性亢進の抑制があげられ，もっとも早期に発現する抗炎症作用である．ステロイド外用薬の薬効の強さは，その毛細血管収縮能によってのみ判定されている．

- ステロイド外用薬の他の作用点としては，T細胞，好酸球，マクロファージ，ランゲルハンス細胞などがあげられる．

- ステロイド薬はTh1，Th2のいずれをも抑制するが，自然免疫，すなわちTh1の抑制作用が強い．このため急性炎症の鎮静化には優れるが，長期使用を行えばTh2反応へのシフトが起こり，アレルギー疾患増悪の方向に働く可能性がある．

- ステロイド受容体に関しては，本来の受容体の発現低下とともにデコイ受容体の発現誘導が知られており，皮膚炎コントロール不良例でしばしばみられる，長期連用によるタキフィラキシーを裏づける知見といえる．

- これらの作用機序を踏まえると，ステロイド外用薬は，まず十分な強さの薬剤で早期に炎症を鎮静化すること，不十分なコントロールのまま長期連用しないこと，症状改善後は間欠使用あるいはタクロリムス軟膏と組み合わせた維持治療を考慮すること，などが重要と考えられる．

本項では，まずステロイド薬の一般的な薬理作用について述べ，次にアトピー性皮膚炎(AD)の病態におけるステロイド外用薬の作用点について解説する．タキフィラキシーについても言及し，作用機序からみたステロイド外用薬の望ましい使用法についても簡単に触れたい．

ステロイド薬の一般的な薬理作用

　ステロイド薬の薬効として最大のものは抗炎症作用である．歴史的には，1948年に最初の報告がなされたステロイド薬の薬理作用はリウマチ性関節炎に対する消炎・除痛であり，ベッドに寝たきりの患者が歩き出したということで一大ニュースになったとされている．糖質コルチコイドは生体にとって不可欠のホルモンであるゆえ，ステロイド薬はあらゆる細胞の機能を修飾するといっても過言ではない．そのことが強力な抗炎症効果につながるのだが，逆に多くの副作用を発現させてしまうことにもなる．

　ステロイド薬は，細胞質に存在する受容体へ結合後に核内へ移行し，ステロイド反応性の遺伝子を活性化するほか，急性期タンパクや炎症性サイトカイン遺伝子の発現を抑制し，さらに直接作用によるアポトーシス誘導なども介して抗炎症作用を発現する[1]．ステロイド薬が結合するステロイド受容体は種々の細胞内に普遍的に存在しており，ステロイド受容体結合体それ自身が転写因子として働いて生理活性タンパク・酵素を誘導し，多彩な薬理作用を示す．そのホルモンとしての作用を別とすれば，ステロイド薬の主な薬理作用は抗炎症作用のほかに，免疫抑制作用，細胞増殖抑制作用などがある．

　ステロイド薬の免疫抑制作用は，T細胞に集中的に作用するシクロスポリンやタクロリムスとは異なり，T細胞やB細胞，マクロファージなどあらゆる免疫担当細胞に及び，抗体産生抑制など液性免疫への抑制効果も含め，多彩で非選択的である．しかし，臨床用量でのT細胞の活性化抑制作用はタクロリムスとの比較でも著明ではなく，それは臓器移植後の拒絶反応防止において，ステロイド薬がシクロスポリンやタクロリムスのように基礎免疫抑制薬にはなり得ないことからも明らかであろう．この違いは，T細胞活性化に働く種々のサイトカインの遺伝子発現抑制のメカニズムに由来している．す

なわち，ステロイド薬の受容体結合体が作用する転写因子はAP-1（activator protein-1）やNFκB（nuclear factor-κB）であり，これらはシクロスポリンやタクロリムスの標的転写因子であるNF-AT（nuclear factor for activated T cell）とは異なる．AP-1もNFκBも，多種多様な細胞に遍く存在して増殖・分化にかかわる因子を制御しており，このことがステロイド薬の作用が非選択的で，多岐にわたる副作用が発現する原因となる[2]．

ステロイド薬の細胞増殖抑制作用も非選択的であるが，細胞の増殖や浸潤が生体にとって悪影響を及ぼすような状況下では，特異的でないにせよ好都合といえる．たとえば，白血病や悪性リンパ腫の化学療法プロトコールのなかにステロイド薬が組み込まれているのは，この作用があるからにほかならない．しかし，健常皮膚に対する作用，すなわち表皮細胞や線維芽細胞に対する抑制的作用は，副作用としての皮膚萎縮の原因ともなる．

T細胞の細胞内シグナル伝達系におけるステロイド薬，シクロスポリン，タクロリムスの作用点を図1に示す[3]．

ステロイド外用薬の作用点

ADの病態生理におけるステロイド薬の作用点を図2に示す．

ステロイド薬には非特異的な細胞増殖抑制作用があるゆえ，あらゆる炎症細胞・免疫担当細胞に対して抑制的効果が想定されるが，ADの病態における主作用と考えられるのは，血管透過性亢進抑制および接着分子発現抑制，そしてT細胞からのサイトカイン産生抑制である（図2①，②）．

血管透過性亢進抑制作用は，ステロイド薬の血管収縮作用によるものであり，もっとも早期に発現する．実は，ステロイド外用薬の薬効の強さは，毛細血管収縮能によってのみ判定されている．逆説的であるが，ステロイド外用薬連用の特徴的副作用である酒皶様皮膚炎やステロイド潮紅は，ステロイド外用薬の慢性的な毛細血管収縮作用に対する反跳現象としての毛細血管拡張に起因するものである．

ステロイド外用薬のその他の作用として，好酸球の活性化・脱顆粒抑制やアポトーシス促進（寿命の短縮），ランゲルハンス細胞の減少による抗原提示

2 アトピー性皮膚炎に対するステロイド外用薬の作用機序

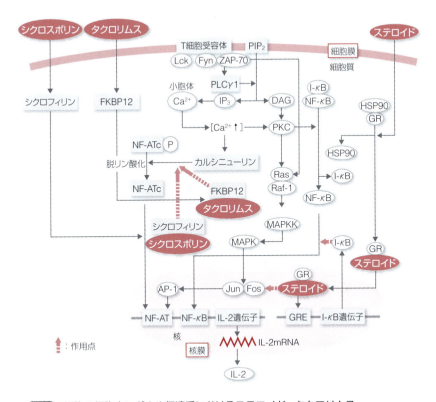

図1 T細胞の細胞内シグナル伝達系におけるステロイド，タクロリムス，シクロスポリンの作用点

（文献3より転載）

能の抑制などのほか，マクロファージやマスト細胞への作用も知られている．これらの作用は一般に，シクロスポリンやタクロリムスよりもステロイド薬で強く発現するが，マスト細胞に関しては，シクロスポリンやタクロリムスで認められるヒスタミン遊離抑制作用をステロイド薬は持ち合わせていない．

Th1/Th2バランスとステロイド外用薬

ADは，1980年代から隆盛になったTh1/Th2パラダイムに基づけば，Th2サイトカインが主役を演じる免疫反応と考えられ，ADイコールTh2病とい

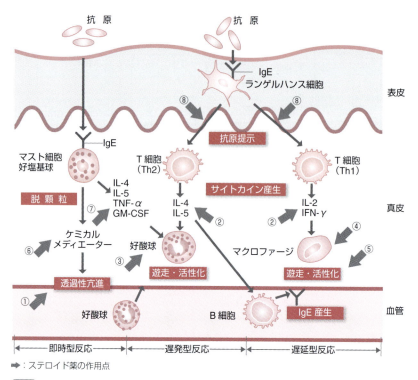

図2 アトピー性皮膚炎の病態におけるステロイド外用薬の作用点
①血管透過性亢進抑制，接着分子発現抑制
②T細胞からのサイトカイン産生抑制
③好酸球の浸潤，活性化抑制
④マクロファージからのサイトカイン産生抑制
⑤マクロファージの浸潤，活性化抑制
⑥マスト細胞からのPG，LTの産生抑制
⑦マスト細胞からのサイトカイン産生抑制
⑧ランゲルハンス細胞の抗原提示能抑制

うシンプルな概念が確立された時代もあった．確かに，IgE高値や好酸球増多などはそれを裏づけるもので，病変部や末梢血から得られるリンパ球のサイトカイン産生パターンもTh2に一致するが，さまざまな接触原がADを悪化させることはよく知られており，またADの病理組織所見はTh2よりもTh1が関与する接触皮膚炎に近い．このような矛盾が解決されないまま，Th2に傾いたサイトカインバランスをいかに是正するかがAD治療の目標となり，そのためにTh1サイトカインの投与も行われたが，結果は失敗に終わった．では，外用治療の2本柱となっているステロイド外用薬とタクロリムス

軟膏は，Th1/Th2バランスという観点からみると，どのような薬剤なのであろうか．

　ADにおいては，NK細胞やγδ細胞などの自然免疫担当細胞からのIFN-γやTNF-α産生が抑制されており，自然免疫低下に伴って，アレルギー疾患を増悪させるTh2にシフトしているのは事実である．最近ADの病態において，その重症度や病勢（治療効果）を反映するTARC (thymus and activation-regulated chemokine)や，ケラチノサイトから産生され樹状細胞のTARC産生を誘導するTSLP (thymic stromal lymphopoietin)が注目されるようになり，バリア機能異常を有する皮膚ではこれらの分子を介してTh2サイトカインが誘導され，皮膚への炎症細胞浸潤がもたらされることも明らかにされている．

　ステロイド薬もタクロリムスも，Th1サイトカイン，Th2サイトカインのいずれをも抑制する．しかし，ステロイド薬は獲得免疫抑制作用よりも自然免疫抑制作用，すなわちTh1抑制のほうが強いため，急性炎症の鎮静には優れるが，長期連用を行えばTh2反応へのシフトが起こり，長期的にはアレルギー疾患を増悪させる方向に働く可能性がある．しかもADにおいては，ステロイド外用薬の十分な効果を引き出せないまま中断ないしは中止される場合が多く，不規則で不適切な使用が問題となっている．塩原らの動物モデル（慢性接触皮膚炎モデル）は，マウスの耳翼に，ハプテンであるTNCB（トリニトロクロロベンゼン）を反復塗布することによって生じる腫脹反応をみるものであるが，そこではステロイド外用薬を突然中止すると著明な増悪が起こり（臨床的にリバウンドといわれる現象），その際にはTh2だけでなく，細胞傷害作用の強いTh1サイトカインもともに著明に増加することが示されている[4]．

　塩原らが上記のマウスモデルを用いて，ステロイド薬とタクロリムスの効果を比較した興味深い実験がある．それによると，ステロイド薬はタクロリムスよりも急性期における効果では凌駕していたが，慢性化した時点（40日目）における即時型反応（マスト細胞脱顆粒による）と遅発相反応（好酸球やリンパ球が関与する）を比較してみると，ステロイド薬よりもタクロリムスのほうが抑制効果は高かったというのである．さらに，その時点での掻破回数

の比較においても，ステロイド薬よりもタクロリムスにおいて止痒効果が認められた．したがって，慢性化した病変においては，ステロイド外用薬よりも，遅発相反応をより確実に抑制し，掻破に対しても軽減効果のあるタクロリムス軟膏のほうがむしろ適していると指摘している[5]．

タクロリムスには，ステロイド薬にはないマスト細胞の脱顆粒，すなわちマスト細胞からのヒスタミン放出抑制作用を有すること，また炎症性神経ペプチド枯渇作用の存在も示唆されており[6]，痒みから掻破を来して炎症を増幅させてしまうitch-scratchサイクルの予防という観点からは好ましい薬剤である．さらに，ステロイド外用薬に特徴的な，皮膚萎縮を含む皮膚バリア機能低下作用を持ち合わせていないという点からも，慢性期に使う外用薬としてはタクロリムス軟膏のほうが理論的に相応しいといえよう．

ステロイド受容体発現とタキフィラキシー[7]

ステロイド薬には，長期連用による効果減弱，いわゆるタキフィラキシーが起こることが知られている．それは元来，ステロイド外用薬の強さ（ランク）の判断基準となっている血管収縮能が，ステロイド外用薬の外用回数に比例して減弱していく現象を指す．これは反跳的副作用として知られる毛細血管拡張の裏返しでもあり，通常は外用中止によって回復していくが，現在ではタキフィラキシーはステロイド薬が「経過とともに効かなくなっていく」現象として理解されている．

がん治療領域では，このような不応答性はP-糖タンパクを介する機序が有名であり，ステロイド薬でもその関与が指摘されているが，ステロイド薬ではその受容体発現が変化することが示されている．すなわち，ステロイド抵抗性喘息やADにおいては，本来の糖質コルチコイド受容体α（GCRα）の発現低下とともに，そのスプライシングバリアントであるGCRβ（デコイ受容体とも呼ばれる）の発現が誘導される[8,9]．GCRβが誘導されると，本来のステロイドのシグナル伝達が抑制され，抗炎症作用が減弱する．GCRβは元来，ステロイド薬の内服に反応の悪い喘息患者で証明されたが，健常人にもIL-2とIL-4，TNF-αとIL-1β，スーパー抗原，ネコアレルゲンなどによって誘導

されることが明らかにされている．さらに，アレルギー反応に重要な役割を果たす転写因子STAT5がGCRαとヘテロダイマーを形成することによっても，ステロイド薬の抗炎症作用が減弱する可能性が示唆されている[10]．このような現象は末梢血リンパ球や好酸球での報告が多く，皮膚での評価は困難であるが，ADにおけるステロイド外用薬においても，皮膚炎のコントロール不良例では，長期連用による効果減弱のメカニズムとして働いている可能性が考えられる．

ステロイド外用薬の作用特性を踏まえた適切な使い方

　塩原らは，既出のマウスモデルを用いた実験で，ステロイド外用薬により寛解が得られた後に，外用を完全に中止するのではなく，間欠的に外用を継続したり，あるいはタクロリムス軟膏塗布を組み合わせたりすることによって，より長期の寛解維持が得られるとしている．臨床の現場では最近，寛解維持目的のプロアクティブ療法(再燃予防のために，たとえば週2日など，間欠的に外用を継続していく治療法)が普及しつつあるが，タクロリムス軟膏だけではなくステロイド外用薬においても，その有用性が認識されるようになってきている．

　今まで述べてきた知見をまとめると，ADの病態におけるステロイド外用薬の作用機序やその特性からいえることは，

- 十分な強さ(ランク)の薬剤によって早期に炎症を鎮静化することの重要性
- 皮膚炎のコントロール不良のまま長期連用させることのリスク
- 改善後も間欠的に使用していくこと(プロアクティブ療法)の意義，およびタクロリムス軟膏と組み合わせて維持治療を図ることの有用性

などであろう．

　ステロイド薬の核内シグナル調節分子の反応性は，個人差が大きいと考え

られている．ステロイド外用薬の使用期間，とくに中止の時期については，今後遺伝子多型を踏まえた検討もなされるべきかもしれない．

(大槻マミ太郎)

文献

1) Barnes PJ : Molecular mechanisms and cellular effects of glucocorticosteroids. Immunol Allergy Clin North Am, 25 : 451-468, 2005.
2) 大槻マミ太郎：ステロイド外用薬とタクロリムス軟膏はどこが違うか．アトピー性皮膚炎治療の実際．(中川秀己 編,) pp 41-57, 診断と治療社, 2005.
3) 大槻マミ太郎：免疫抑制外用薬．最新皮膚科学大系, 第2巻, 皮膚科治療学 皮膚科救急, (玉置邦彦ほか 編,) pp 29-34, 中山書店, 2003.
4) 塩原哲夫：アトピー性皮膚炎と免疫反応. 皮膚, 41 (Suppl 21) : 10-16, 1999.
5) 塩原哲夫：動物モデルから見たステロイドの望ましい使い方. MB Derma, 91: 49-55, 2004.
6) 大槻マミ太郎：タクロリムスがかゆみに効く機序は？ 抗ヒスタミン薬 達人の処方箋, (宮地良樹 編,) pp 76-79, メディカルレビュー社, 2013.
7) 片山一朗：ステロイド外用薬アップデート．アレルギー, 55 : 1279-1283, 2006.
8) Clayton MH, et al : Altered glucocorticoid receptor binding in atopic dermatitis. J Allergy Clin Immunol, 96 : 421-423, 1995.
9) Barnes PJ : Corticosteroid resistance in airway disease. Proc Am Thorac Soc, 1 : 264-268, 2004.
10) Leung DY, et al : Update on glucocorticoid action and resistance. J Allergy Clin Immunol, 111 : 3-22, 2003,

ステロイド外用薬の経皮吸収と影響を与える因子

KEY POINTS

- ステロイド外用薬は正常皮膚からは数％しか吸収されないが，疾患などの皮膚が損傷している場合や密封療法などの塗布方法により吸収が大きく亢進する．

- ステロイド外用薬の経皮吸収は角層の厚さに影響され，顔などの角層の薄い部位では吸収されやすい．処方監査では部位とステロイド外用薬のランクに注意する．

- ステロイド外用薬の経皮吸収は基剤や剤形が影響する．一般にクリームは軟膏に比べ，ステロイド外用薬の吸収が優れている．この原因として基剤だけでなく，基剤中のステロイド薬の溶解性が考えられる．

ステロイド外用薬は，1952年にGoldmanら[1]やSulzbergerら[2]がコルチゾン酢酸エステルの優れた抗炎症効果を報告してから50年以上が経過している薬剤である．ステロイド薬の生理活性を高めるために，これまで，エステル化，アセトニド化，脱水酸基化，メチル基や水酸基およびハロゲンの導入など，化学構造の検討が行われ，1969年に開発されたもっとも作用の強いクロベタゾールプロピオン酸エステルが1979年に「デルモベート®」として発売され，現在の5段階ランクのステロイド外用薬が揃った．本稿では，ステロイド外用薬について患者に説明する際に知っておくべき，経皮吸収と影響を与える因子を概説する．

ステロイド薬の経皮吸収経路と物性

　皮膚外用薬は，皮膚における付属器官である毛包，皮脂腺，汗腺などからの経付属器官経路と，直接表皮から吸収される経表皮経路の2つの経路により吸収される．付属器官からの吸収は比較的速やかであるのに対し，経表皮経路からの吸収は多くの時間を要する．表面積などを考慮すると，主要な吸収経路は後者の経表皮経路と考えられている．

　経皮吸収には薬物の物理化学的性質が大きく影響し，オクタノール/水分配係数(Kow)の対数値logKowが2～3程度の適度な脂溶性で，分子量が小さく融点が低いものが優れている．逆に，分子量が500以上で水溶性の薬物では経皮吸収が困難と考えられている．ステロイド薬は脂溶性薬物で主な分子量は300～400，融点は200～300℃であり，経皮吸収には有利であるが，Kowは1～∞と個々に異なっている．Kowは角層への分配に関しては大きいほうが有利であるが，より深い部位である真皮を考慮すると，あまり大きいと皮膚に貯留することで移行性が悪くなる．

　ステロイド薬を外用薬として塗布した後は，皮膚より吸収されて一部は毛細血管に入り，最終的には体外に排泄されるが，一部は角層に残存する．この角層における残存現象は貯留(reservoir)と呼ばれ，徐々に吸収される．ステロイド外用薬やタクロリムス軟膏における隔日投与などのプロアクティブ療法はこの貯留が効果の一因と考えられている．

 ## 体内動態

　ステロイド外用薬はステロイド薬自身の局所抗炎症作用が強力であったことから，主薬濃度が低く，経皮吸収後の体内動態に関する研究が困難であった．加えて，ステロイド薬の血管拡張を抑制する作用，すなわち血管収縮作用と臨床効果によい相関関係が認められることから，体内動態よりも経皮吸収と血管収縮作用を中心とした研究が数多く行われた．一例として，ステロイド外用薬をヒトに単純塗布した場合と密封療法(ODT)した場合，ODTは単純塗布の100倍ヒトにおける血管収縮効果が高いことが報告されている[3]．

ジクロフェナクでもボルタレン®ゲルのインタビューフォームに記載されているように、ODTは単純塗布に比べ、AUCが約80倍高い.

一方、ステロイド外用薬では、経皮吸収後に貯留現象や皮膚飽和現象が認められ、連用した場合の経皮吸収にも大きく影響することから、経皮吸収と臨床効果を体内動態で詳細に評価することは難しい. ステロイド外用薬の経皮吸収に関する報告では大部分が透過経路や到達深度などに関することに留まっている. 最近ではヒトやブタにおいて共焦点ラマン分光光度計を用いた検討も行われているが、ステロイド外用薬塗布後の体内動態の解明に関して十分な結果には至っていない[4].

これまでに報告されたステロイド外用薬の経皮吸収に関して注目すべき報告としては、Malkinson[5]が、図1のように、ヒトにおいてステロイド外用薬の吸収は皮膚の状態で大きく影響を受けることを示している. 正常皮膚からの吸収をオートラジオグラフ法により放射性コルチコイドを適用して測定した結果では、正常皮膚からはほとんど吸収されないものの、角層を除去した損傷皮膚では大幅に吸収が増加している. ステロイド外用薬の経皮吸収に関しては同じオートラジオグラフ法による尿中排泄量や脳下垂体への作用からも検討されており、いずれもMalkinsonの報告と同様に、ステロイド外用薬からの正常皮膚における経皮吸収量は適用薬物量の数%であることが示され

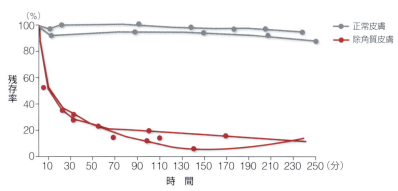

図1 正常皮膚と除角質皮膚の経皮吸収の比較 （文献5より引用）

ている.このように,ヒトの皮膚バリア能は高く,たとえば,抗真菌外用薬のルリコナゾール製剤では,健常人におけるクリーム塗布後の吸収量は24時間で適用薬物量の5.4％であることがインタビューフォームに記載されている.

　皮膚の状況がステロイド外用薬の経皮吸収に大きく影響を与えることから,ステロイド外用薬の選択では皮膚の状態も考慮することが大切であり,広範囲で長期間使用する場合には,副作用にも十分に注意する必要がある.

部位別の経皮吸収

　ステロイド外用薬の経皮吸収では皮膚の状態だけでなく,部位による違いも報告されている.図2[6)]に示すように,前腕部の屈側（内側）からの吸収を1とした場合,陰嚢では42倍,下顎角は13倍,前頸部は6倍,腋窩・頭部は4倍で,足底は角層が厚く約1/7となっている[7)].顔などの吸収性の高い部位

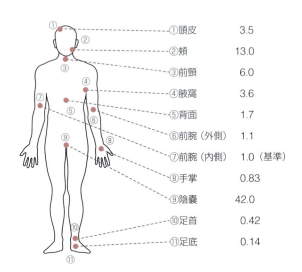

図2 ヒトにおけるヒドロコルチゾンの部位別経皮吸収比
(文献6より引用)

では，ガイドラインにも記載されているようにマイルドクラス以下のランクの低いステロイド外用薬を使用し，使用期間にも注意する．

したがって，塗布部位に応じてステロイド外用薬のランクを考慮すべきであり，処方監査においても塗布部位が不備である場合，必ず疑義照会を行ったうえで患者に説明すべきである．

経皮吸収と基剤や剤形との関係

❖ クリームと軟膏の違い

ステロイド外用薬では剤形が及ぼす血管収縮効果についてもさまざまな検討がなされており，同じ主薬でも剤形により効果が異なることが知られている．

一般に，乳化をしているクリームは軟膏に比べて皮膚透過性が優れる．ヘアレスラットを用いた筆者らの研究でも，リドメックス軟膏とクリームの皮膚透過量を調べた結果，図3に示すように，クリームのほうが透過性は軟膏基剤に比べ8倍優れていた[8]．その要因として基剤も大きく影響しているが，基剤へのステロイドの溶解性も指摘されている．ヒドロコルチゾン酢酸エス

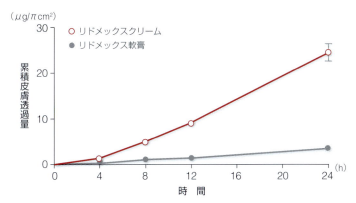

図3 リドメックス軟膏およびクリームの累積皮膚透過量（$n=3$）

（文献8より引用）

表1 種々の基剤によるステロイド外用薬の透過パラメータ

基剤	溶解度 (S, $\mu g/mL$)	定常状態における透過速度 (J, $\mu g/cm^2 h$)	透過係数10^4 (J/S, cm/h)
水中油型乳剤性基剤	2,110±20	130±10	630±58
水性ゲル	1,774±15	2±1	11±6
油中水型乳剤性基剤	2,370±20	133±15	560±60
油脂性基剤	562±6	0.4±0.2	8±4

(文献9より引用)

テルを用いた in vitro 実験では,油脂性基剤,水性ゲル,油中水型および水中油型乳剤性基剤で比較した結果,表1に示すように,油中水型および水中油型乳剤性基剤は,基剤への溶解度(Solubility),定常状態における透過速度(Flux)および透過係数(Kp)が水性ゲルや油脂性基剤に比べ優れていることが示されている[9].このため,皮膚透過量も乳剤性基剤で優れ(図4),水性ゲルや油脂性基剤では劣っている(図5).これら皮膚透過量は表1に示した基剤への溶解度とよい対応関係にある.これら基剤中のステロイド薬の濃度については,クリーム基剤を用いて基剤中に溶解しているステロイド薬の濃度を変えた in vitro 実験においても,表2に示すように,皮膚透過量だけでなく,血管収縮効果にもよい対応関係が認められている[10].

❖ ステロイド外用薬の経皮吸収と基剤中の主薬濃度の関係

皮膚外用薬からの皮膚透過は,主に基剤中に溶解している主薬濃度の濃度勾配による受動拡散に従っており,主薬の含量に依存しているわけではない.製薬会社では透過性を高めるために,基剤中に主薬をできるだけ高い濃度で溶解させるように工夫している.基剤中に溶解しにくい主薬の場合,溶解しやすいプロピレングリコールや炭酸プロピレンなどの溶媒に溶解後,基剤中に分散させる液滴分散法で調製される場合もある.これに該当する製品としてはステロイド外用薬ではアルメタ®軟膏,フルメタ®軟膏であり,その他,全ての活性型ビタミンD_3製剤やタクロリムス軟膏もこれに該当する.液滴分散法で調製されていないステロイド外用薬においても,ステロイド薬の基剤中に溶けている濃度を高めるために種々の可溶化剤が添加されている.これ

3 ステロイド外用薬の経皮吸収と影響を与える因子

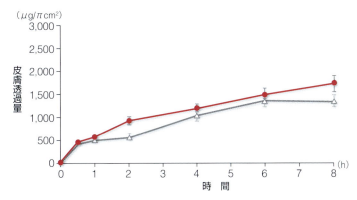

図4 水中油型乳剤性基剤(●)および油中水型乳剤性基剤(△)におけるヒドロコルチゾン酢酸エステルの透過プロファイル
(文献9より引用)

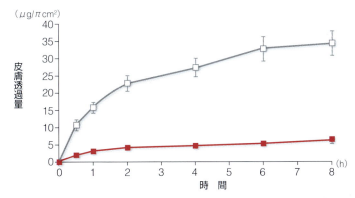

図5 水性ゲル(□)および油脂性基剤(■)におけるヒドロコルチゾン酢酸エステルの透過プロファイル
(文献9より引用)

表2 基剤中のステロイド薬の濃度の透過および血管収縮効果への影響

処 方	基剤中濃度(%)	透過量(γ/cm²)	血管収縮効果(Total%Sites)
1	＜0.2	3.0	95
2	48	39.7	126
3	68	54.4	151
4	100	57.2	172

(文献10より引用)

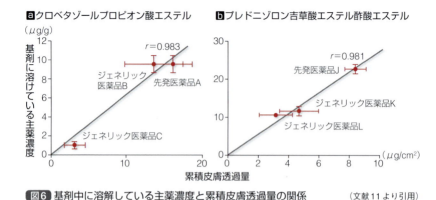

図6 基剤中に溶解している主薬濃度と累積皮膚透過量の関係　（文献11より引用）

ら可溶化剤は製品によって異なり，クロタミトンのように接触皮膚炎の原因物質となるものもあるので注意を要する．

　液滴分散法で調製されているアルメタ®軟膏やフルメタ®軟膏以外のステロイド外用薬では，基剤の組成により，基剤中に溶けているステロイド濃度が異なる．先発医薬品とジェネリック医薬品間でも基剤は異なっており，差があることが報告されている[11]．図6に示すように，基剤中に溶けているステロイド薬の濃度は，ヘアレスマウスの皮膚透過量とよい対応関係にあり，先発医薬品とジェネリック医薬品での効果に違いがある一因と考えられる．さらに，先発医薬品とジェネリック医薬品で基剤が同じ場合では，デルモベート®軟膏とグリジール®軟膏のように，基剤中に溶解している主薬濃度はほぼ同じであり，皮膚透過量も同等である（図7）[11]．このように，基剤中に溶けている主薬濃度により経皮吸収は異なり，透過性や効果に影響を与えることが示唆される．

　経皮吸収と皮膚の状態の関係

　ステロイド外用薬の経皮吸収については，ヘアレスラットを用いた最近の研究において，剤形や皮膚の状態により皮膚透過性が異なることが報告されている（図8）[12]．このなかで注目すべき点は，正常皮膚ではクリームが軟膏

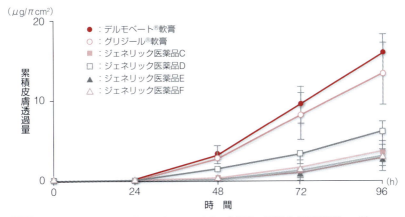

図7 クロベタゾールプロピオン酸エステル（CP）軟膏の累積皮膚透過量（$n=3$）
（文献11より引用）

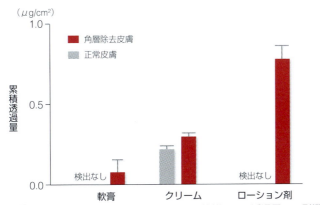

図8 リドメックス製剤の剤形および皮膚の状態による透過量への影響（$n=3$）
（文献12より引用）

やローションに比べ皮膚透過性が優れるが，角層除去皮膚では皮膚透過性の亢進がローションでもっとも著しいことである．この結果は尿素製剤やインドメタシン製剤でも同様であった．ヒトの皮膚を脱脂した乾燥皮膚モデルを用いたヒトでの保湿効果の検討結果においても，図9に示すように，ローションのほうがクリームに比べて，有意に効果が高かった[13]．この要因については解明されていないが，ヒルドイド®製剤の皮脂欠乏症の臨床効果ではロー

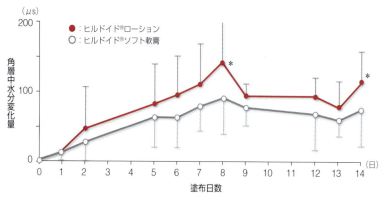

図9 ヒルドイド®製剤の剤形による保湿効果の比較
*P＜0.05 vs ヒルドイド®ソフト軟膏
（文献13より引用）

ション剤が98％であるのに対し，ソフト軟膏は91％とやや劣っている．

●

　ステロイド外用薬の経皮吸収に関しては，臨床効果との関係について十分に解明されていない部分も多いが，これまで記述したように主薬だけでなく基剤，剤形，皮膚の状態などにより大きく影響を受けることから，これらを考慮したうえでステロイド外用薬を選択し，十分な経過観察を行うことが重要である．

（大谷道輝）

文献

1) Goldman L, et al : Cortisone acetate in skin disease. Local effect in the skin from topical application and local injection. AMA Arch Derm Syphilol, 65 : 177-186, 1952.
2) Sulzberger MB, et al : The effect of topically applied compound F in selected dermatoses. J Invest Dermatol, 19 : 101-102, 1952.
3) Mckenzie AW, et al : Method for comparing percutaneous absorption of steroids. Arch Dermatol, 86 : 608-610, 1962.

4) 大井一弥ほか：ステロイド皮膚外用剤と保湿剤の併用タイミングによるステロイド角層内取り込みへの影響に関する研究. 西日本皮膚科, 73：248-252, 2011.
5) Malkinson FD：Studies on the percutaneous absorption of C14 labeled steroids by use of the gas-flow cell. J Invest Dermatol, 31：19-28,1958.
6) 西岡 清ほか：皮膚科診療プラクティス 12 スペシャリストとしての外用薬の使い方．(西岡 清 編)文光堂，2002.
7) Feldmann RJ, et al：Regional variation in percutaneous penetration of 14C cortisol in man. J Invest Dermatol, 48：181-183, 1967.
8) 大谷道輝ほか：市販軟膏およびクリーム剤の混合製剤の物理的安定性と配合薬物の *in vitro* での皮膚透過性の検討. 日本医療薬学会, 23：11-18, 1997.
9) Fini A, et al：Control of transdermal permeation of hydrocortisone acetate from hydrophilic and lipophilic formulations. AAPS PharmSciTech, 9：762-768, 2008.
10) Katz M, et al：Topical corticosteroids, Structure-activity and the glucocorticoid receptor：discovery and development-a process of "planned serendipity". J Pharm Sci, 97：2936-2947, 2008.
11) 大谷道輝ほか：基剤中に溶解している主薬濃度および皮膚透過性を指標としたステロイド外用薬の先発および後発医薬品の同等性評価. 日皮会誌, 121：2257-2264, 2011.
12) 大谷道輝ほか：市販皮膚外用剤の皮膚透過性および副作用に及ぼす皮膚の状態および基剤・剤形の影響. 日皮会誌, 120：37-43, 2010.
13) 大谷真里子ほか：保湿剤の効果に及ぼす塗布量および塗布回数の検討. 日皮会誌, 122：39-43, 2012.

4 ステロイド外用薬の希釈と保湿剤との混合についての考え方

KEY POINTS

- ステロイド外用薬は他外用薬と混合されるが,基剤の不一致が多く認められる.
- ステロイド外用薬をワセリン等で希釈しても,必ずしも効果や副作用は減弱しない.
- ステロイド軟膏と保湿クリームの混合ではステロイド薬の透過性が高まることがある.
- ステロイド外用薬は混合により乳化が壊れると効果に影響する.
- ステロイド外用薬のうち,ボアラ®,ロコイド®,リンデロン®は,混合により主薬含量が低下しやすいので注意する.

　ステロイド外用薬と他外用薬の混合を行っている医師の占める割合は85％に達しており,その理由として「コンプライアンスの向上」がもっとも多く32％,ついで「ステロイド外用薬の副作用を軽減する目的」が26.1％であり,「保湿剤などとの混合による相加・相乗効果の期待」が18.5％と続いている[1].これら軟膏やクリームの混合では,外観変化や主薬安定性について数多く報告されているが[2-6],皮膚透過性や臨床効果についてはほとんど解明されていない.皮膚外用薬の皮膚透過性は主薬だけでなく,基剤や剤形も大きく影響することから,混合により基剤や剤形が変化すると皮膚透過性や効果に影響を与えることが予想される[7,8].
　本稿では,ステロイド外用薬の希釈および保湿剤との混合を中心に,これまでに報告されているデータをもとに検証する.

基剤の問題

　皮膚科医が臨床で繁用しているステロイド外用薬と保湿剤やワセリンなど他外用薬との混合は，上位3種類だけで382種類と非常に多い[1]．これら382種類の組み合わせについて混合の可否を調べた結果，約3割が混合不可であり，その87％が基剤の不一致であった．実際に，「皮膚外用薬を混合して処方した際に問題を経験したか」という質問に対し，経験したと回答した割合は20.2％であり，そのうち約80％が「分離・変質」であり，基剤の不一致が原因と考えられる．

　ステロイド外用薬で繁用されているアンテベート®軟膏およびマイザー®軟膏について，基剤が不一致である代表的な組み合わせを表1および表2に示す．いずれも基剤が不一致であり，混合不可な組み合わせは油脂性基剤と乳剤性基剤(とくに水中油型：O/W)との組み合わせである．

　ステロイド外用薬と他の皮膚外用薬との混合の組み合わせについて繁用されている382種類を分類すると，図1に示すように，白色ワセリン(プロペト®を含む)による希釈がもっとも多く，ついでヒルドイド®ソフト軟膏，尿素軟膏，亜鉛華軟膏の順であり，この4種類で全体の3/4を占めた．この4種類と混合するステロイド外用薬のランクについて調べてみると，白色ワセリンと

表1 アンテベート®軟膏との配合の可否

混合する皮膚外用薬	混合の可否		
	2週間後	4週間後	8週間後
ウレパール®クリーム	×	×	×
オイラックス®クリーム	×	×	×
ケラチナミンクリーム	○	○	×
ゲーベン®クリーム	×	×	×
ザーネ®軟膏	×	×	×
親水軟膏	○	×	×
ヒルドイド®ローション	×	×	×
ユベラ®軟膏	○	×	×

第1章 ステロイド外用薬を使いこなすための基礎知識

表2 マイザー®軟膏との配合の可否

混合する皮膚外用薬	混合の可否		
	2週間後	4週間後	8週間後
アクアチム®クリーム	×	×	×
アスタット®クリーム	○	×	×
ウレパール®クリーム	○	○	×
オイラックス®クリーム	×	×	×
ケラチナミン軟膏	×	×	×
ザーネ®軟膏	×	×	×
メンタックス®クリーム	×	×	×
ユベラ®軟膏	○	×	×
ラミシール®クリーム	×	×	×

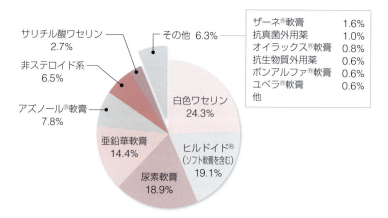

図1 ステロイド外用薬と混合して使用する軟膏剤

の混合ではウィークからマイルドとの混合が多いのに対し，ヒルドイド®ソフト軟膏や尿素軟膏との混合ではストロングクラス以上との混合が多かった．ウィーク〜マイルドクラスのステロイド外用薬は白色ワセリンによる希釈により副作用を軽減しようとする意図が考えられる．一方，ストロングクラス以上のステロイド外用薬と保湿剤との組み合わせでは，混合により相乗・相加効果を期待していると考えられる[9]．

混合後の皮膚透過性

❖ ステロイド外用薬の希釈

　ステロイド外用薬の希釈は小児科や皮膚科領域で処方されることが多い. 小児科医は大部分が効果や副作用の減弱を目的としているのに対し, 皮膚科医のなかには希釈しても効果が変わらず, 患者負担やステロイドに対する忌避などを考慮している場合もある. ステロイド外用薬は開発当初の1950年代では主薬であるステロイド薬が高価であったために, できるだけ低い濃度で製剤化することが課題であり, 効果と価格のバランスが濃度設定に大きく影響していた. 最初にステロイド外用薬として臨床使用された2.5％ヒドロコルチゾン酢酸エステル軟膏では, その後, 1％の軟膏の効果は2.5％とほぼ同等であることが報告されている[10]. わが国では1953年にヒドロコルチゾン酢酸エステル軟膏は1％が市販され, 濃度による効果の比較では密封療法により, 1％は5％と効果は同等で, 0.1％よりは優れると報告されている[11]. その後, 1％ヒドロコルチゾン酢酸エステル軟膏は同等な臨床効果が得られるとのことで0.25％に濃度が下げられたが, 比較試験は行っておらず, 製剤的工夫なども明らかではない. 海外においても0.5％クロベタゾールプロピオン酸エステル軟膏を10倍に希釈しても血管収縮効果が同じであることが報告されている[12].

　わが国においても, リンデロン®-V, リンデロン®-DP, アンテベート®の軟膏やクリームを単純塗布や密封療法で1,024倍まで希釈してヒトでの血管収縮効果を検討した報告が1993年に出されている[13]. その結果, 図2に示すように, 各軟膏の単純塗布では, 4〜16倍程度の希釈では血管収縮効果に差は認められなかった. 密封療法でも同様の結果が得られている. 同じく, これらのクリームでは希釈により, 単純塗布ではベタメタゾン吉草酸エステル以外は4倍希釈までは効果に差はなく, 16倍ではいずれも効果が半減している. 密封療法では効果は4倍希釈で20〜40％減, 16倍希釈で40〜80％減少している. このように, 希釈によりステロイド薬の血管収縮効果は減少する場合があるが, 希釈率と効果は相関していない. すなわち, 2倍に希釈しても効果や副作用は半減しないのである.

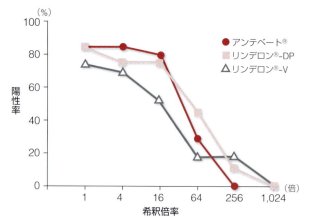

図2 各種ステロイド軟膏を基剤で希釈した場合のヒトでの血管収縮陽性率

　皮膚外用薬では主薬は基剤中に大部分が飽和しており，基剤に溶けている主薬のみが皮膚を透過する．アンテベート®軟膏では主薬のベタメタゾン酪酸エステルプロピオン酸エステルは基剤中には含量の1/16しか溶解していない．そのため，16倍程度に希釈しても，効果に影響しないと考えられる．デルモベート®軟膏は1/50，リドメックス軟膏は1/130しか基剤には溶けておらず，飽和している[14]．例外として，パンデル®軟膏のように基剤中に完全に溶解している製品もあり，希釈により効果や副作用の減弱が期待できる．ただし，これら基剤中に溶解しているステロイド薬の濃度は，図3に示すように，先発医薬品とジェネリック医薬品で差がある場合があり，パンデル®軟膏ではジェネリック医薬品は先発医薬品に比べ，15〜23％しか溶けていないため，ジェネリック医薬品をワセリンで2〜3倍に希釈しても効果や副作用は減弱しないと考えられる．

　ステロイド外用薬の濃度と効果の関係では，疾患ごとに異なることも報告されている．ベタメタゾン吉草酸エステル軟膏は湿潤型湿疹では市販の0.12％とその32倍希釈に効果の差は認められないが，苔癬化型湿疹や尋常性乾癬では差が認められている[15]．同様に，難治性疾患において，1960年代にトリアムシノロンアセトニドは市販の0.025％と0.2％で差があることが報告[16]されているが，1987年に報告された血管収縮試験では0.025％と

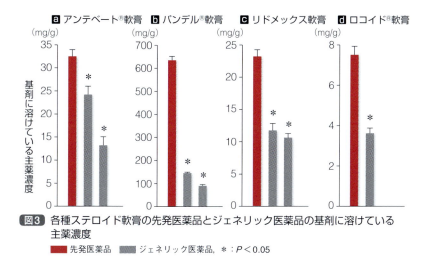

図3 各種ステロイド軟膏の先発医薬品とジェネリック医薬品の基剤に溶けている主薬濃度
■ 先発医薬品　■ ジェネリック医薬品，＊：$P<0.05$

0.1％および0.5％に差はないことが報告されている[17]．

このように，ステロイド外用薬の希釈においては期待通りに副作用や効果が減弱しない場合があるので，経過観察などが不可欠である．

❖ ステロイド外用薬と保湿剤の混合

アトピー性皮膚炎では，ステロイド外用薬などを主体とした外用療法と保湿剤を主体としたスキンケアが重要な骨子となっている．そのため，患者のコンプライアンスの向上を目的として，これら2剤を混合する場合が多くみられる．このステロイド外用薬と保湿剤の混合で選択される外用薬は，ステロイド外用薬では「軟膏」が多く，保湿剤では「クリーム（乳剤性基剤）」が多い．そのため，本来は基剤が不一致である．

皮膚外用薬の透過性は基剤の影響も大きく，同じ主薬，同じ濃度であっても軟膏とクリームでは異なる．一般に，乳化しているクリームは軟膏よりも皮膚透過性が数倍優れている．プレドニゾロン吉草酸エステル酢酸エステルのリドメックスでは，ヘアレスマウスの皮膚を用いた皮膚透過実験において，上述で触れたように，クリームが軟膏の8倍も高い[7]．ステロイド軟膏に保湿剤のクリームを混合するとステロイド濃度は希釈されるものの，基剤の特

性が軟膏からクリームに近づくことやステロイド薬の溶解性が高まることにより，逆にステロイド薬の皮膚透過性が亢進する場合がある．リドメックス軟膏と保湿剤を1:1で混合した場合では，図4に示すように，いずれも混合後のステロイド透過性が亢進している[7]．

　臨床評価では，アトピー性皮膚炎および貨幣状湿疹患者を対象に，レダコート®軟膏単独とレダコート®軟膏とパスタロン®ソフト軟膏を等量混合した場合では，混合したほうがステロイド薬の濃度は半減するものの，表皮角化細胞数および真皮リンパ球数は有意に減少していることが報告されている[18]．

　なお，リドメックスクリームとパスタロン®ソフト軟膏との等量混合では，ヘアレスマウスによるステロイド薬の皮膚透過性は図5に示すようにリドメックスクリーム単独と同等であった[7]．

　これらの結果から，ステロイド軟膏と保湿剤を混合するとステロイド透過性が亢進する可能性が高いことが示唆される．

❖ 乳化の破壊

　乳剤性基剤を用いた皮膚外用薬の混合では，肉眼観察では乳化の破壊は認められないが，顕微鏡では乳化の破壊が観察される．このような乳化の破壊は，電導度や遠心分離により評価可能であり，混合前後で超遠心分離後の分

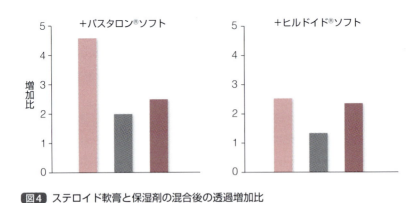

図4 ステロイド軟膏と保湿剤の混合後の透過増加比
　　　リドメックス軟膏　　アンテベート®軟膏　　マイザー®軟膏

（文献7より引用）

4 ステロイド外用薬の希釈と保湿剤との混合についての考え方

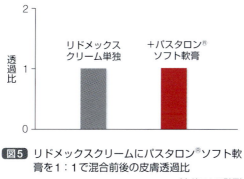

図5 リドメックスクリームにパスタロン®ソフト軟膏を1:1で混合前後の皮膚透過比

(文献7より引用)

離した水の量を比較すると,ウレパール®クリームでは11倍,ケラチナミン軟膏では2倍に増加しており,ウレパール®クリームと他外用薬の混合ではより注意を要することがわかる[7].リドメックス軟膏とウレパール®クリームを乳化の破壊に注意して混合した場合と,混合後に機械で乳化を破壊した場合のヒトでの血管収縮試験の結果は,平均スコアが約40%低下した[8].

　皮膚外用薬では製造直後の乳化がもっとも安定であり,経時的にゆっくりと破壊が進んでいくが,混合など力を加えると進みが早まる.投与期間が1ヵ月以上の長期処方では,混合による乳化の破壊の進行に伴い皮膚透過性も経時的に低下する場合がある.リドメックス軟膏と10%尿素軟膏の油中水型(W/O型)乳剤性基剤パスタロン®ソフト軟膏,あるいは水中油型(O/W型)乳剤性基剤ウレパール®クリームを混合した製剤について,混合直後と1ヵ月保存後でヘアレスラットにおける皮膚透過性を調べてみると,パスタロン®ソフト軟膏との混合では1ヵ月後でも皮膚透過性が変化しないのに対し,ウレパール®クリームとの混合では12%の皮膚透過性の低下が認められた[7].この原因として基剤の相性が考えられる.パスタロン®ソフト軟膏やヒルドイドソフト®軟膏はステロイド軟膏との混合を考慮して調製されており,油が連続相の油中水型の乳剤性基剤となっている.このように,乳剤性基剤の混合では基剤の相性に注意すべきである.

混合後の主薬の安定性

皮膚外用薬の混合では含量低下により効果に影響を与える．混合による含量変化に影響を与える大きな要因として，基剤のpHの変化がある．ステロイドは酸性で安定であり，基剤のpHがアルカリ性に変動することによりエステル転移が起こり，含量が低下する[19]．この転移は主に17位にエステル基をもち，21位にOH基をもつモノエステルのステロイドで起きる．医療用ではボアラ®，ロコイド®，リンデロン®が該当し，表3に示すように他軟膏剤との混合による含量低下が認められている．アルカリ性の基剤の比率が高くなると防腐剤のパラベン類の分解にも影響することが知られている．ステロイド外用薬と他剤の混合では事前に混合後の含量低下を確認すべきである．

表3 ステロイド外用薬との混合で含量低下に注意を要する主な組み合わせ

ステロイド外用薬	他外用薬	2週間後	4週間後
ベトネベート®軟膏	ケラチナミン軟膏	×	×
ベトネベート®軟膏	パスタロン®ソフト	×	×
ベトネベート®N軟膏・クリーム	パスタロン®ソフト	×	×
ボアラ®軟膏	ケラチナミン軟膏	×	×
ボアラ®クリーム	ケラチナミン軟膏	○	×
ボアラ®軟膏・クリーム	パスタロン®ソフト	×	×
ボアラ®クリーム	ヒルドイド®	×	×
リンデロン®-V軟膏	ケラチナミン軟膏	×	×
リンデロン®-VG軟膏	ケラチナミン軟膏	○	×
リンデロン®-Vクリーム	ケラチナミン軟膏	○	×
リンデロン®-VG軟膏・クリーム	パスタロン®ソフト	×	×
リンデロン®-V軟膏	パスタロン®ソフト	×	×
リンデロン®-Vクリーム	パスタロン®ソフト	○	×
リンデロン®-VG軟膏	ヒルドイド®	○	×
ロコイド®軟膏	ケラチナミン軟膏	×	×
ロコイド®軟膏	パスタロン®ソフト	×	×
ロコイド®クリーム	パスタロン®ソフト	○	×
ロコイド®クリーム	ヒルドイド®	×	×

臨床において患者のコンプライアンスなどの問題により，皮膚外用薬を混合や希釈することは避けられない場合も多い．これに対し，皮膚外用薬の開発では混合することは想定されておらず，混合後の治療効果および副作用への影響に関する情報は限られているのが現状である．今後，少しずつ製剤学的および臨床上の評価を蓄積することで適正な外用療法を構築することが重要である．そのためにも，普段から医療スタッフが心掛けて情報を共有することが望ましい．

（大谷道輝）

文献

1) 江藤隆史：ステロイド外用剤の使い方-混合の是非．臨床皮膚科，55：96-101, 2001.
2) 永谷 薫ほか：軟膏剤の配合変化（第6報）：市販サリチル酸ワセリン軟膏と副腎ステロイド軟膏混合製剤の経日変化．日本病院薬剤師会雑誌，26：45-51, 1990.
3) 大石輝雄ほか：軟こう剤の配合変化（第7報）：市販ユベラ軟こうと副腎ステロイド軟こう混合製剤の経日変化．日本病院薬剤師会雑誌，27：167-175, 1991.
4) 大石輝雄ほか：抗真菌薬クリームと副腎ステロイド軟膏・クリームとの混合における配合変化．医薬ジャーナル，33：1559-1568, 1997.
5) 大石輝雄ほか：市販副腎ステロイド製剤とヘパリノイド軟膏混合での配合変化．医薬ジャーナル，29：1415-1424, 1993.
6) 西城一翼ほか：塩化リゾチーム軟膏（リフラップ軟膏）の配合変化（第3報）．病院薬学，19：234-239, 1993.
7) 大谷道輝ほか：市販軟膏およびクリーム剤の混合製剤の物理的安定性と配合薬物の in vitro での皮膚透過性の検討．病院薬学，23：11-18, 1997.
8) 大谷道輝：ステロイド軟膏剤の混合による臨床効果と副作用への影響の評価．医療薬学，29：1-10, 2003.
9) 江藤隆史ほか 監：軟膏・クリーム配合変化ハンドブック，p5．じほう，2009.
10) Frank L, et al : Hydrocortisone (compound F) free alcohol and hydrocortisone acetate for topical use ; a clinical evaluation. AMA Arch Derm, 71 : 117-120, 1955.
11) 高屋通子：コルチコイド軟膏の効果判定に関する研究．日皮会誌，79：838-888, 1969.
12) Gibson JR, et al : The dilution of proprietary corticosteroid ointments--an attempt to evaluate relative clinical potencies. Br J Dermatol, 106 : 445-447, 1982.
13) 川島 真：合成コルチコステロイド betamethasone butyrate propionate (TO-186) 外用剤の血管収縮能の検討．臨医薬，6：1671-1681, 1990.

14) 大谷道輝ほか：基剤中に溶解している主薬濃度および皮膚透過性を指標としたステロイド外用薬の先発および後発医薬品の同等性評価．日皮会誌，121：2257-2264, 2011.
15) 水野惇子ほか：外用コルチコステロイドの至適濃度について．西日本皮膚科，42：849-856, 1980.
16) Farber EM, et al : Therapy of mycosis fungoides with topically applied fluocinolone acetonide under occlusive dressing. Cancer, 19 : 237-245, 1966.
17) Stoughton RB : Are generic formulations equivalent to trade name topical glucocorticoids? Arch Dermatol, 123 : 1312-1314, 1987.
18) 田尻雅夫：ヒト病的皮膚でのW/O型尿素軟膏の経皮吸収促進剤としての組織学的評価．西日本皮膚科，58：271-277, 1996.
19) 川野泰明ほか：ハイドロコルチゾン17-ブチレートの安定性および分解機構．薬剤学，41：71-81, 1981.

アトピー性皮膚炎患者の角層機能と保湿剤,ステロイド外用薬治療の影響

KEY POINTS

- 皮膚表面を覆う角層は,生体組織の水分喪失と環境から分子量500ダルトン以上の有害物の侵入を防ぐ10〜20μmのバリア膜である.

- 正常の角層は水分を保ち,皮膚表面を柔らかにする保湿機能を発揮するが,その機能低下がある角層では亀裂が生じて,バリア機能が破綻して環境のタンパク抗原の侵入を許し,アトピー性皮膚炎を生じ得る.

- 現代社会では,冬,暖房による屋内湿度の低下という生活環境で,保湿機能のよくない乾燥皮膚の子どもや老人や尋常性魚鱗癬家系のヒトでは角層がひび割れて,バリア破綻を起こし環境のタンパク抗原が侵入しやすい.

- 角層バリア機能は身体部位により異なり,顔面には物質透過のバイパスである毛孔や汗管が多く,大きな環境タンパク抗原の透過をも許すため,アトピー性皮膚炎が起きやすい.

- 乾皮症へ保湿剤を塗布することは,角層の柔軟性を回復することでバリア破綻を修復し,アトピー性皮膚炎の発症や増悪を予防する.

- ステロイド外用薬はアトピー性皮膚炎での炎症反応による表皮の増殖亢進を抑え分化を促進し,低下した角層機能を改善するが,長期,不必要に持続塗布すると,皮膚萎縮により角層機能を低下させる.

筆者が皮膚科医としてのスタートを切った1965年，まだアトピー性皮膚炎の患者数もさほど多くはなく，個々の施設での治療経験に基づき，科学的有効性の根拠がさほどはっきりしないさまざまなタール剤の軟膏治療が行われていた．これらの治療で速やかな改善を期待することは難しかった．ステロイド外用薬も使用されはじめ，その明瞭な抗炎症性効果も注目されてはいたが，有効な製剤を処方するには教授の許可認印が必要な時代であった．
　その翌年，米国留学に同行した妻が，秋に，くしゃみが止まらず診断できずにいると，周囲から枯草熱（アレルギー性鼻炎）であると教えられた．教科書的に疾患名を知ってはいたが，日本で症例はまだ少なかった．しかし，集中暖房が普及した住居に暮らす米国では，すでに日常的疾患であった．
　それから十年，日本でも環境のさまざまな家ダニなど生物由来のタンパク抗原によるアトピー性皮膚炎やスギ花粉によるアレルギー性鼻炎をあたり前にみるようになってきた．つまり，生活環境の向上と一致し増えてきた．中国でも都会での頻度は日本並みであるが，チベットには，まず，みられないという報告から，かつての古き時代の日本の状況があらためて思い出される[1]．
　昔から，日本では住宅環境が蒸し暑い夏を旨とし，吹き抜けに近い住居に暮らし，寒い冬の室内では火鉢やコタツで部分的な暖をとっていたので，室内でも寒い一方，乾燥はさほどひどくはならなかった．生活レベルの向上で，冬，たとえ屋外の相対湿度が皮膚からの水分蒸散の起きにくい60％以上であったとしても，その冷たい外気を屋内に取り込み暖房を効かせるとなると，相対湿度も急激に下がり，角層の保湿機能の低い子どもや老人では皮膚がカサカサに乾燥し，ひび割れて，痒い乾皮症や，それを掻くことでの乾皮症性皮膚炎も起きやすい．昔はあまりみなかったが，今や，仙台でも60歳以上老人の95％に下半身の乾皮症があり，半数は痒みを訴える．そして，これは子ども達のアトピー性皮膚炎の増加とも一致している．

皮膚の構造とバリア機能

　皮膚は環境から生体を護っており，生体組織に害毒となり得る物質や病原微生物の侵入がないように防御するだけではなく，つねに組織液に浸されて

活動している生体組織から，乾燥した環境へ水分が失われることを防ぐという重要な働きをする．実際，広範な熱傷や水疱症で皮膚がびらんを生じ生体組織が露出すると，大量の補液をしないかぎり水分の喪失で生命の危険も起き得る．冬，屋内の暖房で乾燥した空気にさらされても，生体組織までが乾燥し死滅しないよう，皮膚の最外層は厚さ十数 μm ほどのきわめて薄くて柔らかいバリア膜の角層がポリエチレンのラップのように覆っている．

　皮膚は上皮組織の表皮，それを支える結合組織のコラーゲン線維主体で脈管や神経網が張り巡らされた革袋ともいえる真皮，そしてクッションや保温に働く皮下脂肪組織からなる．皮膚表面にバリア機能を与える極薄の角層を産生するケラチノサイトは，表皮最下層で分裂して上方へ移動し，石垣状に数層積み重なり，2週間程のゆっくりした分化過程を経て，煎餅のように薄い，五・六角形で無構造，盤状のタンパクの塊である角層細胞へと分化する．隣接する角層細胞同士は，表面にある接着構造であるコルネオデスモソームで緊密に結び合い，四肢や躯幹など大半の体表では 14～15 層ほどが積み重なり，厚さ 0.01～0.02mm の超薄の角層を造り出す（図1）[2]．

　表皮の上層でケラチノサイトが顆粒細胞へと分化すると，それまであった細胞の核やミトコンドリア，ミクロソームなど小器官は酵素により分解されて消失してゆく一方，細胞質内にはケラトヒアリン顆粒が出現する．これを

a 外陰部の各層（×400）　　　　　　**b** 躯幹の各層（×400）

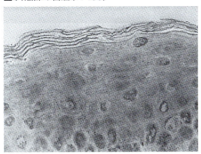 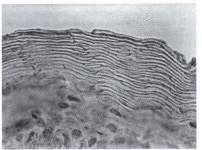

図1 凍結標本でみた角層
　身体部位で層数が大きく違い，**a** 外陰部では 5, 6 層であるが，**b** 躯幹では 14, 5 層ある．

（文献2より引用）

構成するプロフィラグリンは，細胞内の内張をなすケラチン線維を引き締め固める働きをするフィラグリンへと酵素により分解されて，立体的な表皮細胞を扁平で無構造なタンパクの塊である角層細胞へと変化させる．

この緊密に積み重なった盤状の角層細胞の間は，顆粒細胞の層板顆粒から種々の酵素とともに放出されたセラミド，コレステロール，脂肪酸から構成された層状構造をなす細胞間脂質が密に埋めている．これらは角層細胞表面の角化外膜と結合して，体内からの水分の透過も一時間に一平米あたりわずか5g程度の経皮水分蒸散量に抑える有効性の高いバリア機能を発揮する[3]．こうして，内部の生きた表皮組織は厚さがわずか十数μmの生体由来のバリア膜の角層に包まれることで，乾燥した外気に露出していても水を失わずに，生命活動を行っていくことができる(図2)．

実際，皮膚表面に傷でもないかぎり，角層のバリア機能により500ダルトン以上の大きな分子が透過することは難しい．それより小さい洗剤のような刺激性分子であれば角層バリアをわずかは通り抜け，生体組織を傷害して刺激性皮膚炎を起こし得るし，ニッケル，クロム，漆，香料などハプテンと呼ばれる低分子の抗原物質も透過して生体の免疫系を刺激し，感作が成立すれ

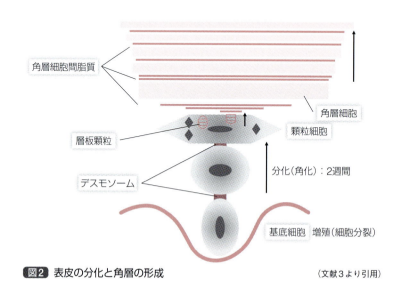

図2 表皮の分化と角層の形成

(文献3より引用)

ば，痒い湿疹のアレルギー性接触皮膚炎を起こしてくる．

当然，分子量500ダルトン以下の薬剤，とくに脂溶性のステロイド外用薬なども脂質バリアをわずかは透過し，生きた表皮組織に薬効作用も発揮し得る．脂溶性物質ほどの透過性は期待できないが，水溶性薬剤も層状の脂質構造の間の水の薄い層を，濃度勾配に従い角層細胞間を拡散し透過する．一方，大きなペプチドやタンパク分子はもちろん，ウイルス粒子，細菌など微生物は無傷の皮膚から侵入し感染症を起こすことはできない．ましてや皮膚からは腸管粘膜のように栄養の摂取もできない．

せいぜい1/50mm以下の厚さしかない角層は，乾燥してひび割れたり，爪や針で引っ掻き白い線条をつければ，そこだけはバリア機能に破綻が起き，物質の自由な透過も起こり得る．そのため，大きい環境タンパクアレルゲン分子の皮膚反応には擦過試験やプリックテストが用いられる．

ただし，角層バリアを透過できないタンパク分子もバイパス，すなわち角層のバリア機能が不完全な毛髪や皮脂を造る毛囊，汗を分泌する汗腺など付属器からはわずかではあるが透過し得る．もちろん，それらバイパスの総面積は表皮のそれに比べれば，数百分の一にすぎず，後述する機器によるバリア機能測定結果には影響しない．しかし，実際には環境のタンパク抗原への過敏反応を起こしやすいアトピー性家系のヒトでは，毛囊皮脂腺からのタンパクの透過により感作もされ，接触蕁麻疹やアトピー性皮膚炎を生じ得るし，毛囊，汗腺の密な頭部，顔面，頸部で，その病変もできやすい．

バリア機能を担う角層細胞間脂質

物質の透過に対する角層のバリア機能は，積み重なった角層細胞の間を緊密に埋める細胞間脂質が発揮する．この細胞間脂質は角層特有のものであり，セラミド，コレステロール，脂肪酸のほぼ一分子ずつからなる．角層細胞に変わる顆粒層細胞の層板顆粒がタンパク分解酵素などと一緒に分泌されて細胞間を充たすと，脂質の一部は角層細胞壁としっかりと結びつき，疎水性の角層細胞の脂質外膜を造り，それに平行して脂質と水との層状構造が角層細胞間を埋める(図2)[3]．当然，代謝の激しい皮膚炎病変部表皮で急造される病

的角層の鱗屑のバリア機能は正常角層に比べ悪い．アトピー性乾皮症の非病変部皮膚でもわずかには低下している[4]．さらにアトピー性皮膚炎の病変部角層ではスフィンゴミエリンデアシラーゼの活性が高く，細胞間脂質のセラミドの減少やその構成に変化が生じる[5]．この減少は自己炎症性皮膚疾患の代表ともいえる乾癬にも観察され，炎症性皮膚でのバリア機能低下と乾燥した鱗屑形成に関与する[6]．

一方，老化して乾燥し，代謝が低下した皮膚では細胞間脂質のセラミドなどの含有量は低下しているが，角層が剥離しにくく貯留して厚くなるため，乾燥し亀裂さえできなければ若者よりもバリア機能はむしろよい[7]．

興味深いことに，露出部の顔面や頸部の皮膚は角層が薄くバリア機能が悪いが（図3）[8]，水分含有量は高く柔らかである．そのため，皮脂の少ない小児以外は乾皮症も起きにくく，バリア機能は四肢のアトピー性皮膚炎の病変レベルに近い．また，毛孔や汗管も多く物質の透過はよい．すなわち，バリア機能の善し悪しだけで，皮膚の性状すべてを決めるわけにはいかない．

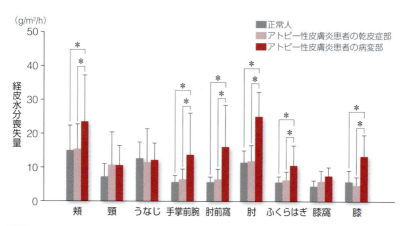

図3　アトピー性皮膚炎患者の病変部（■），乾皮症部（■），ならびに正常人（■）の身体各部位における経表皮水分喪失（TEWL）からみた角層のバリア機能の比較
＊$P<0.05$

（文献8より引用）

生体角層のバリア機能測定

　生体で角層のバリア機能を測るには，皮膚に分子量の小さい物質を塗布し，その透過が皮膚反応を起こすに要する時間，たとえば，ニコチン酸エステル誘導体の塗布後，紅斑反応が起きるまでの時間で表すこともできる．しかし，より定量的な方法は，体内から角層を通して外部へ蒸散してくる微量の経表皮水分喪失（transepidermal water loss；TEWL）を，汗をかかない涼しい20℃程度の環境で電気的な湿度計を用い計測する方法である（図4）[9]．これでみると皮膚は一様ではなく，体表の大部分を占める躯幹や四肢では5g/m^2/h前後であるが，角層の薄い顔面，頸では10g/m^2/hを超え，角層機能が低下した躯幹や四肢の慢性皮膚炎に近いレベルである（図3）[8]．こういう皮膚炎などの病的皮膚ではTEWLも10〜30g/m^2/hにもなるが，角層自体の保湿機能も悪く，乾燥して鱗屑を造る．さらに，病変とはみえなくとも，乾燥しザラザラと触れるアトピー性乾皮症でのTEWLも正常人の皮膚に比較すると軽度に上昇しており，背景にある軽い皮膚炎の存在を示唆する[4]．もちろん，このレベルでは環境のタンパク抗原の透過は難しいが，角層を透過する洗剤など低分子の刺激による炎症の増悪さえ起きれば，表皮の増殖亢進と分化の低下で乾燥しやすい病的な角層を造る．その乾燥により痒くて引っ掻けば，

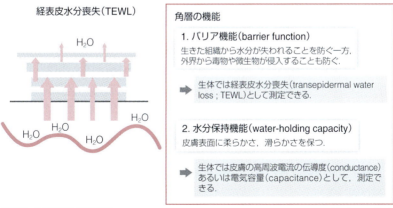

図4　角層機能の測定法

（文献9より引用）

角層バリアは破綻して環境のタンパク抗原も侵入し得る．角層を欠いたびらん面のある皮膚では，湿った生体組織が露出して，70g/m²/hと水面と同じレベルの高い水分喪失がある．

角層の保湿機能

　正常の角層は，水分を適度に保ち，皮膚表面を柔らかく滑らかに保つ保湿機能を発揮する．角層細胞が上方へと移動するにつれて，中層までに，カスパーゼ14，カルパイン1，最終的にブレオマイシンヒドロラーゼと，種々のタンパク分解酵素が次々と働き，フィラグリンは構成成分のアミノ酸にまで分解されて，天然保湿因子（natural moisturizing factor；NMF）として，角層に水を結合して皮表が柔軟かつ滑らかに保たれる[10]．角層の水分保持機能には，細胞間脂質はもちろん皮脂や汗由来の乳酸や尿素，表皮で産生されたヒアルロン酸も関与する．そのため，皮脂分泌の少ない小児や老人では冬に乾皮症を起こしやすい．当然，皮膚炎などの病的な表皮では増殖活動が激しく未分化なままの角化で鱗屑を造り，水を保てず乾燥でひび割れ，そこからは大きなタンパク分子も侵入し得る．病的角層のバリア機能を経表皮水分喪失量から調べてみると，四肢屈側で2倍以上にもなり得るが，それは正常の顔面皮膚のバリア機能に近いレベルでしかない（図3）[8]．

　健康な皮膚では角層細胞間の接着構造であるコルネオデスモソームがセリンプロテアーゼの角層剥離酵素の働きで分解されて，皮膚表面から大体1日1層の角層細胞が垢として剥がれ落ちる．一方，それを補うように，表皮最下層の基底層での細胞分裂で新たな表皮細胞が造り出される．実際には，各身体部位の皮膚機能を反映して，角層の厚さも一様ではない．外陰部は6層，顔面が9層と薄い一方，躯幹や四肢では14層，掌蹠では50ないし100層にものぼる[2]．

　角層の部位的な厚さを反映するように，角層のターンオーバー時間，つまり，角層全層が剥け替わるに必要な時間にも部位差がある．1日に1層ずつ角層が剥け落ちるとすれば，四肢や躯幹などの角層では2週間であるが，薄くてバリア機能も低い顔面では1週間少々の速さで剥け替わり，保湿機能が

よく,躯幹や四肢のような乾皮症は起きない.つまり,角層を造る表皮細胞の増殖,分化,その結果としてコルネオデスモソームに作用するセリンプロテアーゼ活性などすべてに,皮膚の部位差は影響を与えている.

一方,皮膚炎など炎症反応で刺激された病的な皮膚の表皮では,代謝が盛んであり,増殖から分化へのスピードも速く,厚い鱗屑ができる乾癬の病変部表皮では2～3日にまでも短縮する.バリア機能も水分保持機能も悪い角層が急造され,数日で乾燥して,ひび割れのできやすい厚い鱗屑がボロボロと剥け落ちる.炎症で皮膚表在血管網も拡張し紅斑がみられるが,アトピー性乾皮症のように炎症も軽く,角層も病変部の鱗屑ほどに厚くなく,ひび割れが細かい鱗屑で縁取られていると,一見正常皮膚のようで単に白っぽいカサカサとした痒い皮膚としてしかみえず,バリア機能もやや低下の程度であっても,水分保持機能は低下し皮表に細かいひび割れを造り[4]バリア機能に破綻が起きる.すなわち,そこからは低分子刺激物だけでなく,環境のタンパク抗原も透過が可能となる.

実験的に踵から厚く硬い角層片を剥がして乾燥させ,油脂を塗布しても決して柔軟にすることはできないが,それを水に浸ければ柔らかくすることができ,また乾燥すると,元の硬い角層片に戻る.つまり,健康な皮膚が柔らかく滑らかであるのは,角層の表面でも適度に水分を保持する機能が働くことによる.一方,皮膚炎の病変部の病的な角層は水分保持機能が低く,乾燥してひび割れて,強くこすればボロボロと鱗屑が剥げ落ちる.しかし,角層深部は湿った表皮組織と接して湿っており,実際に皮膚を柔らかくするのは角層の表層が適度に潤っているかどうかであり,バリア機能とは関係しない.保湿外用剤や美容的に皮膚を美しくする基礎化粧品も皮膚表面を柔らかくする保湿効果は発揮するが,直接バリア機能に影響はしない.皮膚炎の治療で炎症性変化が治まり,表皮増殖と分化不全とが修復されると,保湿性とともにバリア機能も戻ってくる.

角層全層が関係するバリア機能とは違い,皮膚表面の柔らかさを決める点で重要な生体の角層表層の水分含有量の測定は,角層全体の水分量ではなく表層の保湿が問題で,高周波電流へのインピーダンス,その構成成分である伝導度(conductance)や電気容量(capacitance)を用い測定することで可

能とわかって急速に研究が進んだ(図4)[9]．これら高周波測定装置により，乾皮症を含めた病的角層の評価や，それら角層の吸水性や水分保持機能の比較，治療による改善の程度，身体の部位による保湿状態の違い(図5)[8]，外用製剤，とくに基礎化粧品の有効性の比較なども容易に行える．角層の表面はつねに環境の湿度とバランスをとって変化し，同一人の同じ部位でも時間や場所が変われば温度も湿度も違ってくるため，TEWL測定と同様に，同一の環境条件の下で測定する必要がある．一般には発汗の起きない室温20℃前後で，相対湿度50〜60％に設定した人工気候室を用いる．

　さらに，わずか十数μmの薄い角層にも，乾燥した外界に接する表面と組織液に浸されて湿った表皮組織との間には水分の濃度勾配があることは，皮膚に接着性セロハンテープを貼りつけては剥がすことを繰り返すテープストリッピングをしつつ計測すると，角層の表層から深部に向かい水分が次第に上昇し，生きた表皮のレベルに近づいてゆくことが観察できる．手掌，足底のように厚い角層では水分含有量の低値がかなり深部まで続き，表皮組織の近傍で急上昇しはじめる[11]．そのため，発汗低下や乾燥した状態では異常に固くなり，ひび割れができて，生きた組織にまで至る，痛いひび(皸)や深いアカギレ(皸裂)もできる．

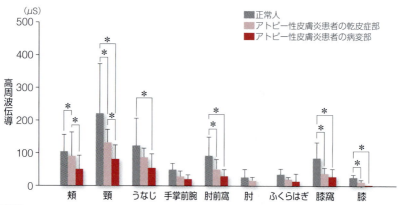

図5　アトピー性皮膚炎患者の病変部(■)，乾皮症部(■)，ならびに正常人(■)の身体各部位における高周波伝導度測定からみた角層の保湿機能の比較
＊$P<0.05$
(文献8より引用)

皮膚の乾皮症で角層にひび割れのある皮膚では，知覚神経のC線維の刺激で調べる痒み閾値は低下し，痒くなりやすい．一方，正常の角層をテープストリッピングで部分的に薄くしたり，脱脂して乾燥させるだけでは，痒み閾値は低下しない．皮膚を注射針で軽く擦過して，ひび割れを人工的に造ると，痒みを感じやすくなる[12]．そこが痒くて掻けば二次的な角層バリア破壊が起き，環境から刺激物やタンパク抗原も侵入するので，ひび割れに沿った紅斑が目立ち乾皮症性湿疹はもちろん，感作されたヒトでは，貨幣状湿疹[13]，アトピー性皮膚炎の病変も起こり得る．

乳児で発症するアトピー性皮膚炎

母体内で羊水に浸かって育ってきた新生児では出産後2週間位までは，母体内でできた角層が乾燥した外気に曝され，鱗屑となって付着し乾皮症を呈する[14]．その鱗屑が脱落した後は角層の水分含有量も高く，乳児特有の薄くて柔らかな皮膚にかわり，TEWLはやや高めである．なお，頭部や顔面では母親の胎内でのアンドロゲンの影響が残る生後1～2ヵ月までは皮脂分泌も多いが，それが減ると，乾燥した冬には一部の子どもでは乾皮症を呈する．部分的に露出部の四肢や顔面に角層の保湿能力が低下すると，細かい白い微細な鱗屑のついた単純性粃糠疹(俗名，ハタケ)を生じる[15]．

一方，遺伝的な尋常性魚鱗癬では，角層の剥離酵素活性が低く落屑しにくいだけでなく[16]，フィラグリン遺伝子異常があり，それに由来するアミノ酸はできず，天然保湿因子は老人性乾皮症よりも少ない[17]．乾燥した冬に向かうと乾皮症が四肢伸側の皮膚や掌蹠に認められ，湿度の高い蒸し暑い夏には改善する．最近，こういう尋常性魚鱗癬にアトピー性皮膚炎が多発することが欧米人だけでなく日本人でも認められ，日本人では尋常性魚鱗癬の4人に1人位の割合でアトピー性皮膚炎が発症する[18]．しかし，アトピー性皮膚炎がすべて尋常性魚鱗癬で生じるわけではなく，筆者らが出生時から24人の乳児を追跡してみたところ，4人に生後1ヵ月以降，乳児アトピー性皮膚炎の発症があったが，皮膚炎が発症するまでは彼らの角層のバリア機能も水分含有量も他の子ども達と違いはなかった[19]．さらに，Matsumotoら[20]は，

成人アトピー性皮膚炎患者が完治した5年後の追跡調査では，他の成人と皮膚の角層機能に，なんら差異を認めていない．

魚鱗癬がなくとも日本では春に生まれて暖かく湿った環境で育ってゆく乳児に比べ，秋に生まれて寒くて乾燥した冬の環境に向かう場合に乾皮症が生じ得るため，かつて小児乾燥性湿疹と呼ばれた軽症のアトピー性皮膚炎も好発する[21]．乾皮症の皮膚の表面はひび割れによるバリア破綻を起こしやすく，そこから正常皮膚では透過できない環境のタンパク抗原も侵入するため，アトピー体質の家系では感作の危険性が増す．なお，尋常性魚鱗癬のバリア機能もTEWL測定の結果からみると，正常人の顔面皮膚よりもよく[22]，あくまでも，乾燥によりひび割れができるため，タンパク抗原まで透過を許すバリア破綻こそが問題である．

アトピー性皮膚炎患者は好発部の湿疹性皮膚炎以外に，非病変部の皮膚にも乾皮症を呈し，その部位を強くこすると血管収縮で蒼白化反応が観察できる[23]．このような皮膚の角層機能ならびに組織学的所見すべては，軽い炎症がある皮膚であることを示している．こうしたアトピー性乾皮症を含め，痒い乾皮症のバリア機能低下や保湿機能低下は，日々の有効性の高い保湿剤の外用でかなり修復はできる．毎日，有効性の高い保湿剤を塗布し続けると，単に角層表面だけでなく，深部にまで影響が生じてきて，塗布を止めても1週間程度は持続的な保湿効果を証明できる．そのため，繰り返し有効性の高い保湿外用剤を塗布することを，角層療法（corneotherapy）と名づけた[24]．試みに有効性の高い基礎化粧品を正常人の頬の乾皮症やアトピー性乾皮症に日々塗布してみると，湿度の高い夏では角層水分含有量だけの修復であるが，乾燥した冬季には低下したバリア機能も修復する[25]．

また，興味深いことは，アトピー疾患の花粉症患者は花粉の多い時期にだけは角層アミノ含有量が一時的に低下傾向を示して乾燥皮膚症状を呈するが，角層のバリア機能までは変化しない[26]．

ステロイド外用薬の影響

約40数年前，米国留学中，局所ステロイド薬の皮膚の種々の炎症抑制作用

を調べる一方，正常皮膚に隔日で反復して密封塗布し，どのような影響が生じるかを調べてみた．その結果，表皮ケラチノサイト，色素細胞ならびに真皮線維芽細胞の増殖はみな抑えられ，脱色を伴う表皮，真皮の萎縮を起こし，角層のバリア機能を低下させることを観察した[27]．その後，ステロイド外用薬が角層水分含有量も低下させ[28]，表皮ランゲルハンス細胞も抑制することが報告された[29]．当然，免疫反応に基づいて生じるアトピー性皮膚炎の病変にはすべて抑制的に働く．しかも，治癒した状態で塗布を続けていると，必ず皮膚に萎縮が生じ皮膚機能を抑制するので，その病変の程度に見合った強さのステロイド外用薬を用いる必要がある．アトピー性乾皮症であるなら，肉眼的に炎症はなくとも，炎症を背景に生じた表皮増殖の亢進があるため[4]，初めは弱いステロイド外用薬で治療し，痒みが治まれば，なるべく有効性の高い保湿剤の塗布に変更していくことが望ましい．

　秋から春までの寒い気候，角層の水分含有状態の低下ほどでもないが，正常人でも角層のバリア機能は有意に低下する[30]．そのため，皮膚の刺激性も上昇することから，加湿器を用い湿度の高い環境にする工夫も必要である．しかし，もっとも手っ取り早い方法は，乾燥して表面のひび割れを生じた皮膚や引っ掻き傷のある皮膚で低下している痒み感覚の閾値の上昇を保湿剤の塗布により図ることである．掻くことも減り，表皮内に増加した知覚神経線維の数も減少してくる．

　顔面の皮膚炎が激しければ，一時的にはステロイド外用薬を用いても問題ないが，炎症が治まれば，免疫抑制薬であるタクロリムス外用薬に変更する必要がある．すなわち，皮脂分泌の多い顔面では他の部位の皮膚のような萎縮が起きる心配は少ないが，ステロイド薬は毛嚢壁のToll様受容体2の発現を亢進させるため[31]，毛嚢内のニキビ菌(Propionibacterium acnes)による炎症反応を増すように働いてステロイドざ瘡を生じ，また，毛細血管を拡張して赤ら顔のステロイド酒さを生じてくるためである．タクロリムス軟膏の外用は顔面の乾皮症である白色粃糠疹にも有効である[32]．

（田上八朗）

文献

1) 澄川靖之ほか：日本，中国(江蘇省・チベット自治区)の学童におけるアトピー性皮膚炎・皮膚バリア機能調査．アレルギー，56：1270-1275, 2007.
2) Ya-Xian Z, et al：Number of cell layers of the stratum corneum in normal skin - relationship to the anatomical location on the body, age, sex and physical parameters. Arch Dermatol Res, 291：555-559, 1999.
3) Elias PM：Skin Barrier．(Feingold KR, ed.)．Taylor & Francis, 2006.
4) Watanabe M, et al：Functional analyses of the superficial stratum corneum in atopic xerosis. Arch Dermatol, 127：689-1692, 1991.
5) Hara I, et al：High-expression of sphingomyelin deacylase is an important determinant of ceramide deficiency leading to barrier disruption in atopic dermatitis. J Invest Dermatol, 115：406-413, 2000.
6) Choi MJ, et al：Role of ceramides in barrier function of healthy and diseased Skin. Am J Clin Dermatol, 6：215-223, 2005.
7) Hara M, et al：Senile xerosis：functional, morphological, and biochemical studies. J Geriatr Dermatol, 1：111-120, 1993.
8) O'goshi K, et al：The predilection sites for chronic atopic dermatitis do not show any special functional uniqueness of the stratum corneum. Exog Dermatol, 1：195-202, 2002.
9) Tagami H, et al：Evaluation of the skin surface hydration *in vivo* by electrical measurement. J Invest Dermatol, 75：500-507, 1980.
10) Hibino T, et al：Characterization and regulatory mechanism of bleomycin hydrolase as a natural moisturizing factor-generating enzyme in human epidermis. IFSCC Mag, 14：103-110, 2011.
11) Egawa M, et al：Comparison of the depth profiles of water and water-binding substances in the stratum corneum determined *in vivo* by Raman spectroscopy between the cheek and volar forearm skin：effects of age, seasonal changes and artificial forced hydration. Br J Dermatol, 158：251-260, 2008.
12) Kobayashi H, et al：Measurement of electrical current perception threshold of sensory nerves for pruritus in atopic dermatitis patients and normal individuals with various degrees of mild damage to the stratum corneum. Dermatology, 206：204-211, 2003.
13) Aoyama H, et al：Nummular eczema：an addition of senile xerosis and unique cutaneous reactivities to environmental aeroallergens. Dermatology, 199：135-139, 1999.
14) Saijo S, et al：Dry skin of newborn infants：functional analysis of the stratum corneum. Pediatr Dermatol, 8：155-159, 1991.
15) Urano-Suehisa S, et al：Functional and morphological analysis of the horny layer of pityriasis alba. Acta Derm Venereol, 65：164-167, 1985.
16) Horii I, et al：Stratum corneum hydration and amino acid content in xerotic skin. Br J Dermatol, 121：587-592, 1989.
17) Suzuki Y, et al：The role of two endogenous proteases of the stratum corneum in degradation of desmoglein-1 and their reduced activity in the skin of ichthyotic patients. Br J Dermatol, 134：460-464, 1996.
18) Nomura T, et al：Specific filaggrin mutations cause ichthyosis vulgaris and are significantly associated with atopic dermatitis in Japan. J Invest Dermatol, 128：1436-1441, 2008.

19) Kikuchi K, et al : Impairment of skin barrier function is not inherent in atopic dermatitis patients : a prospective study conducted in newborns. Pediatr Dermatol, 23 : 109-113, 2006.
20) Matsumoto M, et al : Skin barrier function in patients with completely healed atopic dermatitis. J Dermatol Sci, 23 : 178-182, 2000.
21) 寺島慶太ほか：乳児アトピー性皮膚炎発生率の誕生月依存性の変動. 日本小児科学会雑誌, 104 : 643-648, 2000.
22) Lavrijsen AP, et al : Barrier function parameters in various keratinization disorders: transepidermal water loss and vascular response to hexyl nicotinate. Br J Dermatol, 129 : 547-553, 1993.
23) Uehara M, et al : Delayed blanch reaction in atopic dermatitis. Arch Dermatol, 114 : 1098-1099, 1978.
24) Tabata N, et al : Assessment of persistent effects of moisturizers after their daily applications : evaluation of corneotherapy. Dermatology, 200 : 308-313, 2000.
25) Kikuchi K, et al : Noninvasive biophysical assessments of the efficacy of a moisturizing cosmetic cream base for patients with atopic dermatitis during different seasons. Br J Dermatol, 158 : 969-978, 2008.
26) Tanaka M, et al : Decreased hydration state of the stratum corneum and reduced amino acid content of the skin surface in patients with seasonal allergic rhinitis. Br J Dermatol, 139 : 618-621, 1998.
27) 田上八朗：局所ステロイド塗布の皮膚に対する影響. 皮膚科紀要, 66 : 1-45, 1971.
28) Sheu HM, et al : Alterations in water content of the stratum corneum following long-term topical corticosteroids. J Formos Med Assoc, 90 : 664-669, 1991.
29) Belsito DV, et al : Effect of glucocorticosteroids on epidermal Langerhans cells. J Exp Med, 155 : 291-302, 1982.
30) Kikuchi K, et al : The winter season affects more severely the facial skin than the forearm skin : comparative biophysical studies conducted in the same Japanese females in later summer and winter. Exog Dermatol, 1 : 32-38, 2002.
31) Shibata M, et al : Glucocorticoids enhance Toll-like receptor 2 expression in human keratinocytes stimulated with *Propionibacterium acnes* or proinflammatory cytokines. J Invest Dermatol, 129 : 375-382, 2009.
32) Rigopoulos D, et al : Tacrolimus ointment 0.1% in pityriasis alba : an open-label, randomized, placebo-controlled study. Br J Dermatol, 155 : 152-155, 2006.

6 アトピー性皮膚炎治療におけるステロイド外用薬のエビデンス

KEY POINTS

- アトピー性皮膚炎患者のステロイド外用薬治療における目指すべき患者−医師関係とは，「エビデンスを土台にした対等の関係」であり，「賢い患者」の育成である．

- そのためには，医師もエビデンスを把握し，使いこなせる技能を保持しなければならない．

- ステロイド外用薬は注意深く適切に使用されている限り，有効性も安全性も確立しているというエビデンスがある．

- 不注意かつ安直に使用されている場合は，この限りではない．

- 部位により吸収度が違うこと，ランク（グレード）は目安であることに注意する．

　アトピー性皮膚炎（AD）治療に関し，われわれ医師はステロイド論争で混乱し，ステロイド裁判という苦い経験をくぐり抜けてきた．さらに「脱ステロイド裁判」もあった．われわれは「薄氷を踏む思い」で慎重にステロイド外用薬を処方しなければならない．

　しかし，別項で論議されるように，まだステロイド薬に不安を抱いている患者がいる．また，安直にステロイド外用薬を処方する医師がいることも事実である．皮膚科における患者−医師関係の垣根の高さは低くなったとはいえ，いわば「ステロイド」という障壁越しの関係といえる．アトピー性皮膚炎患者のステロイド外用治療における目指すべき患者−医師関係とは，「エビデンスを土台にした対等の関係」であり，「賢い患者」の育成である[1]．そのため

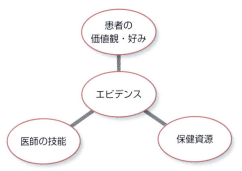

図1 EBMの4要素
各要素の統合が目指される
（文献2より引用，一部改変）

には，医師もエビデンスを把握し，使いこなせる技能を保持しなければならない．

図1にEBMの4要素を示す[2]．ステロイド外用薬の有効性のエビデンスは確立しており保健資源的にも問題ない．問題は「患者の価値観・好み」と「エビデンスを活かし使いこなす医師の技能」である．

短期的有効性と安全性のエビデンス

AD治療に関するエビデンスは，九州大学の古江増隆教授を中心とした厚生労働科学研究班による要約がweb上で公開されており，AD治療に携わるものは必ず参照すべきである（図2）[3]．

上記の要約をみていただきたいが，ADに対するステロイド外用薬の短期的（数週から数ヵ月以内）な有効性と安全性に関する，エビデンスレベルが比較的高い研究は枚挙にいとまがなく，この問題に関してはとくに述べるまでもないであろう．

長期的安全性のエビデンス

ADが慢性の炎症性疾患である限り，問題になるのは長期的な有効性と安全性である．表1に中－長期の有効性と安全性に関するエビデンスを要約した[4-9]．

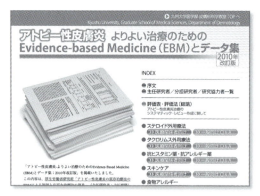

図2 アトピー性皮膚炎―よりよい治療のためのEvidence-based Medicine（EBM）とデータ集2010年版

(文献3参照)

Jorizzoら[4]，Van Der Meerら[6]，Thomasら[8]は，5～6ヵ月のストロングからベリーストロングランクのステロイド外用薬の有効性を証明し安全性についても確認している．

Veienら[5]とHanifinら[7]は約1年にわたるベリーストロングランクのステロイド外用薬の有効性・安全性を報告している．きわめてまれに副作用が発現することは事実だが，通常の使用での安全性はほぼ確立している．

さらに，Patelら[9]は，マイルドからストロングランクのステロイド外用薬に関する3～10年間の長期的観察において有効性と安全性を確認している．

以上より，ステロイド外用薬の中－長期的有効性と安全性は確立しているようにみえるが，これらの研究はエキスパートにより，非常に厳密にフォローされた結果であるということを銘記すべきである．あくまで，「注意深く適切に診療されていれば」という条件つきであることを忘れてはならない．

 量的問題のエビデンス

FurueらによりAD患者に対し通常処方されている6ヵ月間のステロイド外用薬量が検討され，「全年齢において，体重10kgあたり月間15g未満」と概算された[10, 11]．この量では全身性副作用は出ないが，局所性副作用はきわ

表1 アトピー性皮膚炎患者におけるステロイド外用薬の中-長期安全性に関する臨床試験の要約

筆頭著者	対象	方法	フォロー期間	内容と結果
Jorizzo, et al[4]	小児113例（軽-中等症）	ベリーストロングのdesonideまたはウィークのヒドロコルチゾンで連日加療.	6ヵ月間	いずれも有効で副作用なし
Veien, et al[5]	成人120例（中等-重症）	ベリーストロングのフルメタ相当薬で3〜9週間連日加療し寛解させた後，ステロイド薬を週3日または週2日外用させる群と外用させない群に割りつけ.	9〜11ヵ月	非再燃率は週3回使用群で約80％，週2回使用群で約70％. 8％の患者で皮膚萎縮を認めたが，いずれも軽快. その他，重篤な副作用なし.
Van Der Meer, et al[6]	成人54例（中等-重症）	ベリーストロングのフルチカゾンで2週間連日治療して寛解させた後，週4日外用で2週間治療. その後，同薬かプラセボを週2日使用させ16週間フォロー.	5ヵ月	フルチカゾン週2日使用群のほうが有意に再燃が少なかった. 血清コルチゾール値や有害作用は副プラセボ群と有意差なし.
Hanifin, et al[7]	小児と成人372例（中等-重症）	ベリーストロングのフルチカゾンで4週間連日治療して寛解させた後，週4日同薬かプラセボ外用で4週間フォロー，さらに週2回同薬かプラセボで16〜20週間フォロー.	最長11ヵ月	観察. フルチカゾン漸減治療群で有意に再燃は少なかった. 重篤な副作用なし.
Thomas, et al[8]	小児207例（軽-中等症）	ストロングのリンデロン®-V相当薬を週3日外用，週4日は保湿薬のみ外用させた群とウィークのヒドロコルチゾンを連日外用させた群を18週間フォロー.	5ヵ月	いずれの群も有効（有意差なし）. 一部に増悪を認めたが，重篤な副作用なし.
Patel, et al[9]	小児14例（中等-重症. 病変面積：16〜90％）. 対照は14人の健常児	通常はマイルド，増悪時にはストロングの外用薬を使用させてフォロー.	3〜10年（中間値6.5年）	試験群患児において症状は安定. 大きな副作用はみられず，副腎機能の抑制も認められなかった.

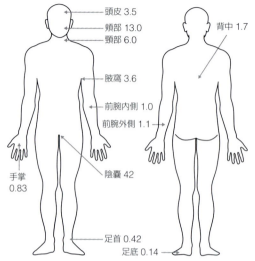

図3 外用部位によるステロイド外用薬の吸収度の相違

(文献12より引用,一部改変)

めてまれに出現するので,慎重な診察が必要であることはいうまでもない.この量を超えないよう注意する.

部位的問題のエビデンス

図3に外用ヒドロコルチゾンの部位別の皮膚吸収度を示したFeldmannらの有名な図を示す[12].顔面,間擦部では低ランクのステロイドを少量使用すべきことが理解される.他のステロイド外用薬に関しては不明なままであるし,より精密な追跡研究も行われておらず,現時点ではあくまで目安であることを銘記すべきであるが,本図は患者への説明のために診療の座右に置かれることを勧める.

ステロイド外用薬のランク(グレード)の問題

ランクについて知っておくべきことがある.ランクは抗炎症作用の指標と

される血管収縮度のみで決定されているのではなく，ベタメタゾン吉草酸エステル(リンデロン®-V)とヒドロコルチゾン酪酸エステル(ロコイド®)を標準にして多くの臨床試験をつき合わせてエキスパート・オピニオンで決定されている．模範的に血管収縮度でランク決定されたものはアンテベート®などしかない[13]．血管収縮度判定は，さまざまな濃度勾配による密封療法および単純塗擦双方におけるED_{50}とその95％信頼区間決定という非常に煩雑な手順が必要で，微妙な差の峻別はきわめて困難だからである．

わが国におけるランクは武田による画期的な5段階分類を嚆矢として，幾多の変遷を経て決定されてきた(表2)[14-18]．表中※をつけたものに関してはエキスパートでも意見の相違がある．筆者も試みたが，ランク分類は非常に難渋する作業であり，現時点では完璧な決定は不可能である．したがって，これを一定の目安とし，自己の使用薬剤については医師の技能で補って考えなければならない．碩学ですら意見の異なるものについては慎重な適用が必要である．これらの分類も主に軟膏のものであることを理解しておく．

基剤とランクの問題

米国では，軟膏，クリーム，ローションごとに，煩雑さをいとわず，各7段階分類されている[19]．

表3は日本の製剤と米国における相当品を対照したものである(添加物が一部異なっており完全に同一ではないので注意)．リンデロン®相当品をみても，基剤によりかなりの差があるようにみえる．欧米では一般に軟膏＞クリーム＞ローション類の順で抗炎症作用は低くなると考えられている[20]．

ただし，米国分類は血管収縮度のみで決定されたといわれるが[19]，上述の理由により，これだけ明確に分類可能か疑問がある．川島のアンテベート®，リンデロン®-V・DPに関する詳細な研究では，軟膏に比べクリームのED_{50}とその信頼区間がやや高い(すなわち弱い)傾向があるものの，明らかな有意差を認めるには至っていない[13]．少なくともアンテベート®については軟膏とクリームのランクは同等と考えられるが，他の薬剤については不明な点が多い．

表2 日本のステロイド外用薬ランク分類表

	武田(1984)[15]	島雄ほか(1987)[16]	石橋(1988)[17]	原田(1993)[18]	ガイドライン[14]
Sst	デルモベート ジフラール*	デルモベート ジフラール* ダイアコート*	デルモベート	デルモベート	デルモベート ジフラール* ダイアコート*
VS	メサデルム* リンデロン-DP ネリゾナ* トプシム ビスダーム* アドコルチン* パンデル*	トプシム リンデロン-DP マイザー ビスダーム* ネリゾナ* テクスメテン* パンデル*	トプシム リンデロン-DP ジフラール* ダイアコート* マイザー メサデルム*	ジフラール* ダイアコート* トプシム フルメタ リンデロン-DP アンテベート マイザー ブデソン ネリゾナ* テクスメテン* メサデルム*	フルメタ アンテベート トプシム リンデロン-DP マイザー ブデソン ビスダーム* ネリゾナ* テクスメテン* パンデル*
S	 リンデロン-V ベトネベート プロパデルム* リドメックス* フルコート*	ボアラ ザルックス メサデルム* アドコルチン* リンデロン-V プロパデルム* フルコート*	ビスダーム* パンデル* ボアラ ザルックス ネリゾナ* テクスメテン* リンデロン-V ベトネベート アドコルチン* リドメックス*	ビスダーム* パンデル* ボアラ ザルックス エクラー リンデロン-V アドコルチン* リドメックス* フルコート* プロパデルム*	エクラー メサデルム* ボアラ ザルックス アドコルチン* リンデロン-V ベトネベート プロパデルム* フルコート*
M	レダコート ケナコルト-A ロコルテン ロコイド キンダベート	リドメックス* レダコート ケナコルト-A ロコルテン キンダベート アルメタ ロコイド デカダーム	アルメタ フルコート* レダコート ケナコルト-A ロコイド プロパデルム* ロコルテン キンダベート	レダコート ケナコルト-A ロコルテン アルメタ ロコイド キンダベート	リドメックス* レダコート ケナコルト-A ロコルテン アルメタ キンダベート ロコイド デカダーム
W	プレドニゾロン	プレドニゾロン コルテス	プレドニゾロン オイラゾンD コルテス		プレドニゾロン コルテス

Sst：ストロンゲスト，VS：ベリーストロング，S：ストロング，M：マイルド(ミディアム)，W：ウィーク
※各分類でランクに異同のあるもの(注：煩雑を避けるため商標®は省略した)

表3 日本と米国分類の比較

ガイドライン[14]		米国の基剤別分類での評価[19]			一致度
		軟膏	クリーム	ローション	
Sst	デルモベート	1	1	なし	○
	ジフラール, ダイアコート	2	3	なし	×
VS	フルメタ	2	4	なし	×
	アンテベート	なし	なし	なし	?
	トプシム	2	2	2	○
	リンデロン-DP	2	3	5	×
	マイザー	なし	なし	なし	?
	ブデソン	なし	なし	なし	?
	ビスダーム	2	3	なし	×
	ネリゾナ, テクスメテン	なし	なし	なし	?
	パンデル	なし	なし	なし	?
S	エクラー	なし	なし	なし	?
	メサデルム	なし	なし	なし	?
	ボアラ, ザルックス	なし	なし	なし	?
	アドコルチン	3	2	なし	×
	リンデロン-V, ベトネベート	3	5	6	×
	プロパデルム	なし	なし	なし	?
	フルコート	4	5	なし	×
M	リドメックス	なし	なし	なし	×
	レダコート, ケナコルト-A	3	6	なし	×
	ロコルテン	なし	なし	なし	?
	アルメタ	6	なし	なし	?
	キンダベート	なし	なし	なし	?
	ロコイド	なし	5	なし	?
	デカダーム	なし	なし	なし	?
W	プレドニゾロン	7	7	なし	○
	コルテス	7	7	なし	○

Sst：ストロンゲスト, VS：ベリーストロング, S：ストロング, M：マイルド(ミディアム), W：ウィーク
(注：米国の相当薬と思われるものはわが国のものと添加物などが異なっており, 必ずしも一致しないことに注意. これはあくまで参考である. 商標®は煩雑になるため省略)
米国評価では"1"が最強, "7"が最弱を示す.

メサデルム®，ボアラ®について，「クリームは軟膏より1ランク上」という意見があるが，後者に関する製薬会社の提供資料において，この事実は確認されなかった．

わが国では軟膏以外のもののランクには曖昧な点が多いことを理解しつつ慎重に使用することが望まれる．

●

ステロイド外用薬には安全に使用できるエビデンスがあり，われわれは自信をもつことができる．一方で，まれながら不幸にして副作用が出現すること，また不明点が多いことも謙虚に受け止めねばならない．

患者に正しい情報を十分提供でき，患者のもつ多様な情報を批判的に吟味できるよう，「エビデンスを把握し，その問題点を理解し，かつ表現できる技能」が必要となる．エビデンスに代表される科学性を体現できなければ説明に迫力が出ず，真のカリスマ性を発揮できないであろう．

❶ 自信をもっていても安直に使用せず，謙虚かつ慎重に使用すること．
❷ 自分自身もエビデンスを把握し，患者を「賢い患者」[1]に育成し，対等の立場で語り合えることを目指すこと．

これが筆者の理想である．

（幸野　健）

文献

1) Muir Gray JA：The resourceful patient, eRosetta Press, 2002（邦訳：斉尾武郎 監訳：患者は何でも知っている，中山書店，2004）．
2) 幸野　健ほか：皮膚疾患におけるEBMとガイドライン－世界医療の潮流と皮膚科学．最新皮膚科学大系2006-2007,（玉置邦彦 編,）pp 2-13, 中山書店．2006．
3) 古江増隆ほか：アトピー性皮膚炎―よりよい治療のためのEvidence-based Medicine（EBM）とデータ集2010年版．Available from：〈http://www.kyudai-derm.org/atopy_ebm/index.html〉

4) Jorizzo J, et al : Multicenter trial for long-term safety and efficacy comparison of 0.05% desonide and 1% hydrocortisone ointments in the treatment of atopic dermatitis in pediatric patients. J Am Acad Dermatol, 33 : 74-77, 1995.
5) Veien NK, et al : Long-term, intermittent treatment of chronic hand eczema with mometasone furoate. Br J Dermatol, 140 : 882-886, 1999.
6) Van Der Meer JB, et al : The management of moderate to severe atopic dermatitis in adults with topical fluticasone propionate. Br J Dermatol, 140 : 1114-1121, 1999.
7) Hanifin J, et al : Intermittent dosing of fluticasone propionate cream for reducing the risk of relapse in atopic dermatitis patients. Br J Dermatol, 147 : 528-537, 2002.
8) Thomas KS, et al : Randomised controlled trial of short bursts of a potent topical corticosteroid versus prolonged use of a mild preparation for children with mild or moderate atopic eczema. BMJ, 324 : 768, 2002.
9) Patel J, et al : Adrenal function following topical steroid treatment in children with atopic dermatitis.Br J Dermatol, 132 : 950-955, 1995.
10) Furue M, et al : Clinical dose and adverse effects of topical steroids in daily management of atopic dermatitis. Br J Dermatol, 148 : 128-133. 2003.
11) Furue M, et al : Dosage and adverse effects of topical tacrolimus and steroids in daily management of atopic dermatitis. J Dermatol, 31 : 277-283, 2004.
12) Feldmann RJ, et al : Regional variation in percutaneous penetration of 14C cortisol in man, J Invest Dermatol. 48 : 181-183, 1967.
13) 川島 眞：合成コルチコステロイドBetamethasone butyrate propionate（TO-186）外用剤の血管収縮能の検討．臨床医薬．6：1671-1681．1990．
14) 厚生労働科学研究班：アトピー性皮膚炎治療ガイドライン2008. Available from : https://kenkyuukai.m3.com/journal/（このサイトで本ガイドラインを検索すると閲覧可）
15) 武田克之：各種ステロイド外用剤とその評価．皮膚臨床．26：631-647, 1984．
16) 島雄周平ほか：外用ステロイド療法の現状．ホルモンと臨床, 35：1337-1342, 1987．
17) 石橋康正：幼小児皮膚疾患に対するコルチコステロイド外用剤の選択とその使用方法．鑑別と治療マニュアル－幼小児によくみられる皮膚疾患．（石橋康正ほか編．）pp 82-89. 医療ジャーナル社．1988．
18) 原田昭太郎：ステロイド外用剤の有効性・安全性の順位付け．日獨医報．38：44-58. 1993．
19) Freedberg IM, et al : Fitzpatrick's dermatology in general medicine, 5th edition, p 2714, McGraw-Hill, 1999.
20) Boguniewicz M : Conventional topical therapy of atopic dermatitis. Atopic Dermatitis, (Bieber T, et al, ed,) pp 453-477, Marcel Dekker Inc, 2002.

第 **2** 章

アトピー性皮膚炎治療を
実践するための基礎知識

わが国における アトピー性皮膚炎の実態

 KEY POINTS

- 2000〜2002年の全国調査では，アトピー性皮膚炎の頻度は4ヵ月児で12.8%，1歳6ヵ月児9.8%，3歳児13.2%，小学1年生11.8%，小学6年生10.6%，大学1年生8.2%であった．

- アトピー性皮膚炎患者は皮膚科受診患者の9.98%を占め，年齢分布は5歳未満と21〜30歳をピークとする2峰性を示し，男：女は1：0.92であった．

- 乳幼児アトピー性皮膚炎の71.6%は3年後までに無症状となる．一方，健常乳幼児の5.5%は3年後までに本症を発症する．

- 乳幼児期に軽快しなくても，小学6年生までに軽快する児童は多いようである．

- 思春期・成人期の白内障の合併は，健常者に比べ有意に高く，非軽快例に多い．

　アトピー性皮膚炎（AD）は1歳以下で発症する者が50〜60%，5歳以下で発症する者はおよそ80%にのぼる[1,2]．上田によれば，1981〜1983年に行った皮膚検診の結果，愛知県下の4〜15歳児13,944人におけるADの頻度は2.85%（男子2.83%，女子2.87%）であった．このうち保育園児での頻度は4.54%，小学生では3.85%，中学生では1.96%であり，保育園児のADの半数以上は中学生までに治癒すると考えられると述べている．その後もこの皮膚検診は継続され，4〜15歳児のADの頻度は徐々に増加してきており，1992年には6%を越えている[2,3]．

　2000〜2002年に行われた厚生労働科学研究班の検診による全国調査で

は，4ヵ月児で12.8%，1歳6ヵ月児9.8%，3歳児13.2%，小学1年生11.8%，小学6年生10.6%，大学1年生8.2%であった[4]．日本皮膚科学会が2007年度に実施した皮膚科受診患者実態調査（170施設，総解析患者67,448人）では，本症は9.98%を占め，その年齢分布をみると5歳未満と21〜30歳をピークとする2峰性を示し，男：女は1：0.92であった（表1，図1）[5]．図2は東京大学分院皮膚科を受診した本症患者の年齢分布をみたものであるが，1986年以降の成人期ADの受診割合が増加しているのがわかる．

乳幼児

2002年の厚生労働科学研究班の報告では，4ヵ月でADであった患者のおよそ80%が1歳半では無症状であり，3歳時検診でADのある患者のおよそ60%は4ヵ月でADは発症していなかったという[6]．また，新生児1,314人を7歳まで追跡した海外でのコホート研究では，2歳までにADを発症した患

表1 皮膚科受診患者上位20疾患

順位	疾患名	総数 67,448	頻度	順位	疾患名	総数 67,448	頻度
1	その他の湿疹	12,590	18.67%	11	手湿疹	2,024	3.00%
2	アトピー性皮膚炎	6,733	9.98%	12	その他の皮膚良性腫瘍	1,666	2.47%
3	足白癬	4,379	6.49%	13	円形脱毛症	1,653	2.45%
4	蕁麻疹・血管浮腫	3,369	4.99%	14	帯状疱疹・疱疹後神経痛	1,609	2.39%
5	爪白癬	3,231	4.79%	15	皮膚潰瘍（糖尿病以外）	1,334	1.98%
6	ウイルス性疣贅	3,028	4.49%	16	痒疹	1,229	1.82%
7	乾癬	2,985	4.43%	17	粉瘤	1,194	1.77%
8	接触性皮膚炎	2,643	3.92%	18	尋常性白斑	1,134	1.68%
9	ざ瘡	2,430	3.60%	19	脂漏性角化症	1,095	1.62%
10	脂漏性皮膚炎	2,213	3.28%	20	薬疹・中毒疹	1,018	1.51%
					上位20疾患合計	57,557	85.34%

（文献5より引用）

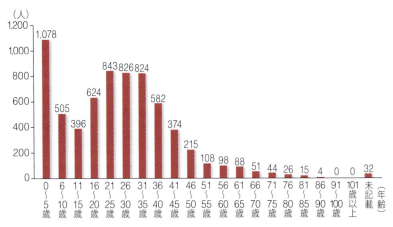

図1 アトピー性皮膚炎の年齢別受診患者数
合計：6,733人
（文献5より引用）

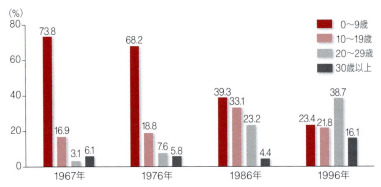

図2 東京大学分院皮膚科を受診したアトピー性皮膚炎患者の年齢分布の推移

者の43.2%が3歳までに寛解し，38.3%が間欠的な症状をもち，7歳まで持続していたのは18.7%であったとしている[7]．

　筆者らは，2001年から石垣島の保育園児（0〜6歳）の検診を継続し，治癒率および新生率の検討を行っている[8]．石垣島の保育園児のADの有病率は平均して6.8%（2001〜2004年）で本土に比べると低い．初回検診でADと診断された74例中53例（71.6%）は3年後までに無症状となっていた．さらに，

初回検診でADではなかった795例の乳幼児の44例(5.5%)は、3年後までにADが新生していた。また、2001〜2007年までの検討では、ADの既往のある園児267人のうち3歳以前に発症した者は158人(59.1%)であり、一方、ADが寛解した園児97人のうち2年以内に寛解した者は67人(69.1%)であった(データ未発表).

このように、乳幼児ではダイナミックにADの軽快、新生が起こっており、しかも乳幼児の軽快率は高いことがわかる[8]。乳幼児の治療では、保護者に自然軽快する確率が高いことを説明し、ゆったりとした気持ちで治療に向き合うことを、十分に納得してもらうことがもっとも重要である.

学童児

わが国の学童期ADの有病率調査報告の一部を**表2**[4, 9-14]に示す.

1990年の大阪府医師会による小中学生17,701人を対象としたアンケート調査によると、ごく軽症例も含めたADの頻度は全学年平均で25.5%で、このうちまだ皮疹のあるものは13.8%、皮疹はすでに治癒しているものが11.7%を占めると推定された。そして治療が必要であると考えられる者は、全学年平均で4〜5%であった。また、皮疹が認められる割合は、小学1年生の19%から中学3年生の9%へと減少し、本症の経時的な軽快傾向がうかがえた[9].

阿南らによれば、1995年の小学校就学時検診の結果、1,072例中ADの現症があるものは91例(8.5%)、本症の既往がありすでに自然寛解を得ていると考えられるものは196例(18.3%)であった。このことから、ADの68.3%は小学校入学以前に自然寛解に至っているものと判断された。さらに、小学校入学時に本症と診断されたもののうち約半数は卒業するまでに自然寛解に至ると報告している。また、彼らはすでに自然寛解に至っていると考えられる本症患者60例について、自然寛解に移行した年齢を調査しているが、自然寛解は2〜3歳頃から認められ、全体の50%が自然寛解に到達する年齢は8〜9歳頃であり、また16歳を過ぎると全体の90%が自然寛解していたという[10]。さらに阿南らは、1988〜1990年までに小学校入学時から6年生

表2 わが国におけるアトピー性皮膚炎の有病率

時期　年	地域	小学低学年生(1～3年)	小学6年生あるいは中学1年生	中学3年生
1973	滋賀県	8%（小学校高学年平均）		
1981～83	愛知県	3.85%（小学生全体平均）	1.96%（中学生全体平均）	
1990	大阪府（アンケート）	19.0%	9.2%	9.0%
1992	西日本(11県，アンケート)	17.3%（小学生全体平均)		―
1993	滋賀県	―	15%（小学校高学年平均）	―
1993	弘前市	9.0%	9.2%	―
1993	浜松市	24.3%	16.0%	―
1995	長崎市	8.5%	―	―
1996	茨城南部	7.6%	5.9%	―
1992～97	広島市安佐地区	13.7%	―	―
2001	広島市	10.9%	10.9%	―
2001	前橋市	9.9%	6.5%	―
2002	諫早市	10.1%	―	―
2002	西日本(11県，アンケート)	13.8%（小学生全体平均）		―
2000～02	全国8地区	11.8%	10.6%	―

（文献4, 9-14より引用）

まで連続して毎年検診できた本症患者は50例あり，このうち自然寛解が得られたと判断されたものは30例であったと報告している[10]．

　広島県安佐地区で行った検診で，1992～1997年の6年間の1年生総数は1,510人であり，そのうち1,327人(87.9%)が受診し，1,288人(85.3%)がアンケートに回答した．本症の有病率は9.4%～19.7%（平均：13.6%，男：13.6%，女：13.7%）であった．小学6年生は1,554人であり，そのうちの1,167人(75.1%)が受診した．本症の有病率は6.3%～11.8%（平均9.2%，男：9.3%，女：9.1%）であった[15]．1992～1997年に検診を実施した1年

生1,327人のうち，6年生時に経過を追えた児童は808人であった．ADについては，1年生時に診断された181人のうち121人が6年生時に再び検診を受けることができた．このうち6年生時にもADであった者は60人(49.6%)で，そのうち22人は症状が軽快していた．1年生時にはADと診断されず6年生時にADと診断された者のなかでは，1年生時に何ら皮膚の異常がなかった者(1.3%，6/464)に比べ，小児乾燥型湿疹(6.7%，7/105)および小児湿疹(11.3%，6/53)と診断された者が有意に多く認められた($P<0.05$)．乳児期を過ぎて発症した者ではADの発症年齢が低い児童ほど6年生時にADが継続している割合が高い傾向が認められた[15]．

本症の予後については，海外のいくつかの施設で，数年ないし20年後の治癒率について調査されている．高いものではVickersによる91.7%(1,410人，10年間)との報告があるが[16]，Williamsらは1998年までの論文を調べてVickersの報告を除けばおおむね30〜70%であったと報告している[17]．彼らはさらに，1958年に英国で生まれた一般人口6,877人の集団解析を行い，7歳までに本症の症状のあった小児では，11歳時で65%，16歳時で74%が無症状であったと報告した[17]．

以上，乳幼児期に軽快しなくても，小学6年生までに軽快する児童は多いようである．やはり学童期も保護者に自然軽快する確率が高いことを説明し，ゆったりとした気持ちで治療に向き合うことが大切である．

思春期・成人期

❖ 再発例の存在

HellerströmとRajkaの統計では，乳児期発症例の2/3は加齢とともに軽快していくが，AD患者の2%は45歳以上であり，12〜18歳の患者の1/4は無病期を経験した後に再発している[2]．Rothらは1964年にAD患者492例の20年後の追跡調査の報告を行っているが，20年後の治癒率は軽症で40%，重症で29%であった[18]．

上田は，15歳以下の本症患者225例(1966〜1969年受診)の11〜14年後の追跡調査の結果，43例から回答があり，治癒は11.6%(平均治癒年齢13歳

2ヵ月），軽快58.1％，不変25.6％，不明4.7％であったと報告している[1]．

上原らは，1953〜1961年に受診した2歳以上のAD患者266例のアンケート調査を行い，初診時より5〜13年後（1966年）の治癒例は76例（29％），未治癒例は190例（71％）であった．1年以上の治癒状態を経て再発したものは40例（15％）で，この40例のうち発病してから15年以内に一時治癒状態に入ったものは36例（90％）であった．また，一時治癒期間が5年以内のものが29例（73％）であったと報告している[19]．

筆者らは東大分院皮膚科を1991〜1992年に受診した本症患者（13歳以上）300例に対して，現在の皮疹の程度について，1996年（4〜5年後）に郵送によるアンケート調査を行った．うち58人は転居先が不明で，結局242例中95例（39.3％）から回答を得た．95例の平均年齢は23.9±11.5歳，男45人，女50人であった．初発年齢が6歳までのものは全体の62.1％であったが，18歳以上が初発年齢であると答えたものが11.6％もあった．1991〜1992年と比較して，現在皮疹が治癒しているもの10.5％，良好32.6％，やや良好34.7％，不変13.7％，悪化6.3％，わからない2.1％であった．他のアレルギー疾患を合併した（あるいは既往のある）患者群では，やや良好・不変・悪化しているケースが多く，ADのみの患者群では治癒・良好が有意に多かった（$P=0.034$）．

❖ 1/3は無病期を経験している

2005年8〜9月に行われた本症患者794例（10〜20歳）のアンケート調査の結果[20]，「ADがよくなって病院に行かなくなった時期があるか？」という質問への回答は小学校入学前10.3％，小学校低学年の時16.9％，小学校高学年の時19％，中学生の時16.6％，高校生の時11％，高校卒業後9％，そういった時期はない45.7％，無回答5.9％であった．逆に，「ADであると言われてから現在までで一番症状が悪くなった時期はいつか？」という質問への回答は小学校入学前24.8％，小学校低学年の時15.7％，小学校高学年の時18.6％，中学生の時27.6％，高校生の時20.1％，高校卒業後19.7％，そういった時期はない12.5％，無回答1.6％であった．このことから，ADは小学校入学前と中学生時に悪化することが多いと考えられる．また，小学校入

学前から発症している患者のなかで，よくなって病院へ行かなくなった期間があるものは33.3%，ないもの63.3%，無回答3.3%で，患者の1/3は無病期を経験している．さらに，無病期を経験した患者の83.5%は5年未満の無病期であった[20]．

❖ 白内障の合併

　上記調査に参加したAD患者307例（22.6±11.3歳）に対して，2006年10月〜2009年7月まで3ヵ月ごとに郵送で病勢を問う前向き調査が行われた[21]．まず，ADでは，眼瞼や頭部の掻破のために白内障や円形脱毛症が増加することが推定されていることから，ADのない625例（30.9±13.6歳）の対照者との比較解析を行った．白内障の有無が解析可能なAD患者285例のうち白内障の既往は10例，調査期間中あらたに6例の発症を認め，計16例（5.6%）が調査終了までに白内障に罹患した．白内障の有無が解析可能な対照群では621例中3例（0.5%）に白内障を認め，ADでは有意に白内障の頻度が高いことがわかった．白内障を有するAD患者16例のうち13例（81.3%）が40歳未満で白内障を発症しており，30歳未満で白内障を発生した8例（50%）はすべて男性患者であった．16例中4例が網膜剥離の既往を有していた．円形脱毛症はAD群では13例（4.2%）に，対照群では47例（7.5%）に認められ有意差はなかった．睡眠に関する調査では，AD患者の平均睡眠時間は6.8±1.5時間，対照群では6.5±1.5時間であり有意差はなかったが，眠りにつくまでの平均時間は患者群で30.9±32.1分，対照群では20.2±19.3分であり有意差があった．1回以上の夜間の覚醒は患者群では166/307例（54.1%），対照群では323/625例（51.7%）に認められた．覚醒の理由が解析可能な患者群165例では73例（44.2%）が，対照群323例では11例（3.4%）が痒みをあげており有意差を認めた．痒み以外の理由として，トイレ，子ども（授乳，夜泣き），アレルギー症状，騒音，室温変化，悩み，のどの渇き，などがあがった[21]．

　さらに，3ヵ月ごとの追跡調査にすべて回答した患者220例のうち，1年以上通院していない36例（16.4%）を寛解期がある群とみなし，通院回数0の期間が6ヵ月未満の140例を寛解期がない群として，両群の比較を行った．

年齢が20歳未満の患者と比較して、30歳以上の患者において緩解確率の有意な低下が認められた。また、寛解期なしの群では白内障既往歴を有する患者は11例（7.8％）であったが、寛解期ありの群では0％であった[18]。

　以上、思春期・成人期AD患者の1/4〜1/3は無病期を経験している。無病期は5年未満と短いことが多い。一方で、およそ10％程度は数年以内に自然緩解に入る。非治癒例や再発例がどのような治療法を行っているのか、治療アドヒアランスはどうか、なども含めた調査が今後は必要である。20代に良好なコントロールを得ることが、自然寛解のチャンスを広げ、白内障の合併度頻度を低下させると考えられる。

●

　ADの罹患年齢は、幅広い年代にわたる。患者の症状は増悪緩解を繰り返し、増悪時には日中夜間を問わず強い痒みにさいなまれるため、睡眠障害に陥りやすい。その結果、乳幼児期には本人のみならず両親も睡眠障害になる。学童期には就学の障害となり、そして成人期には就労の妨げとなることも多い。不適切な治療によって元来軽症であったはずが最重症化してしまう患者も多い。標準治療を普及させることが、患者の重症化を防ぎQOLを改善させ、ひいては寛解に導くもっとも重要な手段である。

（中原剛士／古江増隆）

文献

1) 上田　宏：アトピー性皮膚炎の疫学. 皮膚科MOOK. 1：12-18, 1985.
2) Hellerström S, et al：Clinaical aspects of atopic dermatitis. Acta Derm Venereol, 47：75-82, 1967.
3) Takeuchi M, et al：Increase of atopic dermatitis (AD) in recent Japan. Envir Dermatol, 7：133-136, 2000.
4) 山本昇壯：疫学調査でわかったこと. 皮膚アレルギーフロンティア, 1：85-90, 2003.
5) Furue M, et al：Prevalence of dermatological disorders in Japan：a nationwide, cross-sectional, seasonal, multicenter, hospital-based study. J Dermatol, 8：310-320, 2011.

6) 厚生労働科学研究費補助金 感覚器障害及び免疫・アレルギー等研究事業「小児アトピー性皮膚炎の患者数の実態調査に関する研究 分担研究報告書(分担研究者：河野陽一)」, pp78-80, 2001.
7) Illi S, et al : The natural course of atopic dermatitis from birthy to age 7 years and the association with asthma. J Allergy Clin Immunol, 113 : 925-931, 2004.
8) Fukiwake N, et al : Incidence of atopic dermatitis in nursery school children-a follow-up study from 2001 to 2004, Kyushu University Ishigaki Atopic Dermatitis Study (KIDS). Eur J Dermatol, 16 : 416-419, 2006.
9) 大阪府医師会学校医部会：アレルギー疾患アンケート調査報告書, 1990.
10) 阿南貞夫ほか：アトピー性皮膚炎の自然寛解について. 皮膚, 38(suppl 18) : 13-15, 1996.
11) 上田 宏：皮膚科検診, 専門医の手で. 教育医事新聞(4月25日号), 1996.
12) Sugiura H, et al : Prevalence of childhood and adolescent atopic dermatitis in a Japanese population : comparison with the disease frequency examined 20 years ago. Acta Derm Venereol, 78 : 293-294, 1998.
13) 五十嵐俊弥：学校保健にかかわる専門相談医のあり方 皮膚科医の立場から. 日本医師会雑誌, 130 : 553-558, 2003.
14) 西間三馨：西日本小学児童におけるアレルギー疾患有症率調査—1992年と2002年の比較—. 日本小児アレルギー学会誌, 17 : 255-268, 2003.
15) 岡野伸二ほか：小学1年生の学童が有するアトピー性皮膚炎を含めた皮膚病変の5年後の予後調査：広島県安佐地区での検討. 日本医師会雑誌, 135 : 97-103, 2006.
16) Vickers CFH : The natural history of atopic eczema. Acta Derm Venereol Suppl (Stockh), 92(suppl 1) : 113-115, 1980.
17) Williams HC, et al : The natural history of childhood eczema : observations from the British 1958 birth cohort study. Br J Dermatol, 139 : 834-839, 1998.
18) Roth HL, et al : The natural history of atopic dermatitis. A 20-YEAR FOLLOW-UP STUDY. Arch Dermatol, 89 : 209-214, 1964.
19) 上原正巳ほか：アトピー性皮膚炎の経過. 皮膚科紀要, 65 : 1-6, 1970.
20) 古江増隆ほか：アトピー性皮膚炎の経時的推移に関するアンケート調査研究. 臨床皮膚科, 61 : 286-295, 2007.
21) 古江増隆ほか：アトピー性皮膚炎患者における前向きアンケート調査(第2報). 臨床皮膚科, 65 : 83-92, 2011.

2 アトピー性皮膚炎の発症と増悪に関連する要因

KEY POINTS

- アトピー素因には大別して2種類あり，第1が免疫系の遺伝的過敏性で，免疫系遺伝子の多型などがあり，第2が外来抗原の免疫系への経皮的曝露を容易にするフィラグリン遺伝子など表皮バリア関連遺伝子異常がある．

- アトピー性皮膚炎には自然免疫の異常があり，細菌，真菌，ウイルスへの易感染性の原因となる．

- 表皮の持続的破壊が，Th2サイトカインを誘導する表皮細胞由来の種々のproinflammatory cytokineを放出させ，アトピー性皮膚炎病巣を形成する．

- 皮膚炎部位の掻破が瘙痒の誘導と痒みへの知覚過敏性を増加させ，itch-scratch cycleを形成する．

- 先天的なバリア異常に加えて，皮膚炎，掻破による後天的バリア異常が生じ，皮膚炎を誘導するため，保湿剤（バリア補強剤）の役割は大きい．

　日本皮膚科学会のアトピー性皮膚炎（AD）の疾患定義では慢性の再発を繰り返す瘙痒を伴う湿疹であり，喘息，鼻炎などアトピー性疾患の既往歴・家族歴をもち，血清IgEの上昇をみることが多い疾患とされている．また，多くの症例では血清中に環境抗原に対する抗原特異的IgEの存在が認められている．

　ADの基本的病態は急性湿疹と慢性湿疹が混在した形で存在しており，日常診療の場では，慢性の湿疹病変に主に多種の外的要因による急性増悪が加わった病態といえよう．

　AD発症の詳細は未知の部分も多いが，基本的には塩原らのマウスモデル[1]で示されたように，環境抗原への繰り返す曝露により抗原特異的な遅延型反

応による湿疹反応が獲得され，さらなる曝露の繰り返しにより，抗原曝露より数時間で増強する late phase reaction と即時型反応とが加わって AD 病態を形成していくものと考えられる．

遺伝的背景

　AD は誰にでも起こるものではなく，アトピー素因と呼ばれる AD を起こしやすい遺伝的素因が存在することは，双生児や AD の親をもつ子の AD 発症率が有意に高いという家族歴の存在から明らかである．これには大別して 2 種類のものがあり，1 つが免疫系の遺伝的過敏性で，同じ抗原に同様に曝露した場合に，より抗原特異的反応，とくに即時型アレルギー反応を獲得しやすい素因である．その原因の 1 つとして即時型反応系を誘導する各種サイトカイン遺伝子における遺伝子多型がこれにあたると推測されている．たとえば，染色体 5q31-33 には Th2 系サイトカインの IL-3，IL-4，IL-5，IL-13，GM-CSF のクラスターが存在し，その機能過剰を引き起こしやすい遺伝子多型が報告されている[2]．そのほか，RANTES，IL-18，IL-31，IL-10，CCL22 遺伝子，IL-4/IL-13 受容体，IL-12 受容体などのサイトカイン以外に TLR-2，TLR4，FcεRI などの免疫関連遺伝子の多型も報告されている．

　第 2 に 21 世紀になって注目を浴びているのが，表皮角層構成タンパクの遺伝子異常である．30 年以上前から AD には魚鱗癬が 30 ％以上合併することが知られていたが，これが皮膚バリアに関与する角層構成タンパクであるフィラグリンの機能消失を伴う遺伝子異常と関連することが報告され[3]，欧米では AD の 40 ～ 50 ％，わが国でも 30 ％前後がこの遺伝子異常をもつことが明らかにされてきた．この遺伝子異常は人種により異なり日本人にも特有の変異が報告されている．また，これが AD の早期発症，疾患の遷延，喘息・鼻炎などの合併症の増加と高 IgE と相関するとされている．この遺伝子異常は角層の脆弱性を生み，バリア機能を低下させ，アレルゲンの経皮的侵入を容易にし，免疫系への曝露を増大させることとなる（図 1 a）．同時に経皮的水分消失量を増大させ，角層の乾燥亀裂形成を起こし，痒み・痛みの原因になる．また，フィラグリン分解産物であるウロカニン酸などが皮膚の pH を酸性に保

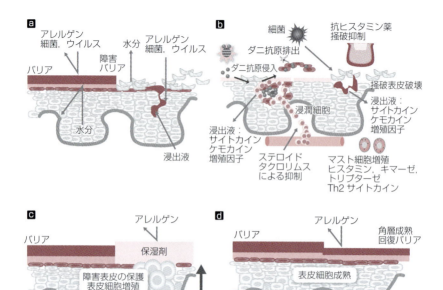

図1 ⓐフィラグリン異常などによるバリア機能低下，ⓑ侵入抗原の排除と掻破による炎症増悪機構，ⓒ保湿剤による被覆，ⓓ保湿剤療法により内因性バリアの回復

つ機能をもつが，変異フィラグリンはこの機能が低く角層のpHが上昇する．角層pHの上昇はカリクレインなど角層分解系酵素系を活性化するとともに，セラミドなどの角層間脂質の産生抑制や，角層内炎症性サイトカインの活性化と放出を促すこととなる．そのため，pHの高い洗浄剤の使用はバリア機能に悪影響を及ぼすこととなる．このフィラグリン変異と炎症は天然保湿因子（NMF）やセラミド合成の低下を引き起こし，バリアの脆弱性を招来することとなる[4]．また，フィラグリン以外にもSPINK5などの角層代謝にかかわる酵素や酵素阻害物質などの欠失や多型もバリア障害に関与する．

免疫学的変化

ADの免疫学的病態は主に環境抗原に対する獲得免疫が特徴的であるが，自然免疫の関与も知られている．ADにおいては細菌，真菌，ウイルスへの易感染性が知られているが，これらに対抗する自然免疫系として表皮の産生する抗菌ペプチドであるデフェンシンやカテリシジンなどが存在する．ADでは表皮や汗の中のこれらの発現が減少しており，ADの易感染性との相関が報告されているが低下を示さない報告もある[5]．

❖ ADとサイトカインバランス

ADの基本病態は抗原特異的な獲得免疫反応の過剰で，抗原特異的IgEの存在と好酸球増加を伴う浮腫性炎症と湿疹病変である．その病態はサイトカインバランスの変動とともに変化する．従来のTh1/Th2バランスに加え炎症誘導を行うTh17系と抑制系のTregを交えた4極のバランス状態と考えると理解しやすい（図2）．ADの急性期にはIL-4，IL-13，IL-5などのTh2型のサイトカイン優位の環境へのシフトを示す[6,7]．IL-4，IL-13はクラススイッチに働きIgE産生誘導と浮腫紅斑などの急性期の炎症誘導を行う．ADで上昇するIgEは皮膚病巣から産生される．IL-5は外来抗原や侵入虫体と戦う好酸球の産生・生存を維持する機能をもつが，自己組織の傷害も引き起こす．そのため，末梢血および病変部皮膚にはeosinophilic cationic proteinをはじめ好酸球由来タンパクの沈着をみる．病変が慢性期に入ると病変部にはIL-12，

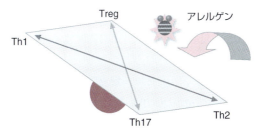

図2 ADの4方向サイトカインバランス

IFN-γといったTh1型サイトカインが認められるようになる[7]. IL-12はIL-18とともにIFN-γ産生を誘導する. IFN-γはTh2サイトカインを抑制するが, 線維化に関与することが知られており, IFN-γ欠損マウスの皮膚炎では真皮の線維化減少がみられている. 即時型と遅延型の両面をもつADの増悪の制御はTh2環境のTh1環境へのシフトといった単純な図式では解決できないものがある.

IL-17は広く炎症を増強する機能をもち, 乾癬の抗体療法の標的と期待されている. IL-17はTh17と呼ばれるT細胞から産生され, 同時に産生されるIL-22が表皮の肥厚に関与する. ADでは末梢血中のTh17細胞が増加しており, 皮膚病巣では急性期にTh17が増加しており病態形成と増強に関与するとされている[8]. また, ニッケル特異的T細胞からもIL-17産生が知られており, 内因性ADにも関与する可能性がある. 近年, IL-22を単独で産生するTh22の存在が明らかになり, AD皮疹ではTh17よりTh22が増加し表皮肥厚に関与すると推測されている[9]. また, Th22は表皮細胞のフィラグリンと関連酵素の産生を低下させバリア異常への関与も推測されている.

❖ ADの樹状細胞とTreg

樹状細胞(DC)にはmyeloid DC (mDC)とplasmacytoid DC (pDC)があり, mDCにはランゲルハンス細胞(LC)とdermal DCがある. IgE受容体(Fc-εRI＋)をもちTh2シフトに関与するが, 皮膚バリアの破綻により, ADではLCが表皮表面にまで突起を伸ばし抗原を捕捉しやすい状況になっており, Th2シフトを助長している. Dermal DCはより低分子の抗原認識にかかわるといわれている. ADでは乾癬と異なりTh1サイトカインを産生するpDCは減少しており, インターフェロン産生を担うpDCの減少がAD病巣の易感染性に関与している可能性がある. ヒトDCに関する知見はマウスに比べ乏しいが, 今後急速な展開が期待される.

一方, 炎症の抑制に働くTregも単一細胞ではなく複数の細胞よりなり, FoxP3＋陽性のnatural TregのほかIL-10を産生するTr1などがある. IL-10やTGF-βといった抑制系サイトカインを産生しながら他のT細胞機能を抑制し, Th2炎症の制御に働いている. スギ花粉アレルギー性鼻炎患者ではIL-10

の産生が低下しているが,免疫療法により臨床症状の改善とともにIL-10産生が回復するところから[10],IL-10はアレルギー病態の治療標的となるサイトカインの候補の1つと思われる.

❖ ADと表皮細胞の役割

AD環境を誘導する表皮細胞因子としてIL-1,IL-18がある.IL-1はケモカインを誘導して炎症を起こし,IL-18はIL-4,IL-13を誘導しTh2環境を形成する.ADでは血清中および角層内のIL-18レベルが上昇し,病勢と相関する[11].表皮細胞はマスト細胞,色素細胞の増殖因子のstem cell factor (SCF)をもち,AD患者血清中で増加する.重要な表皮細胞因子としてTSLP(thymic stromal lymphopoietin)がある.TSLPはIL-7様の機能をもち,正常皮膚ではみられないがAD病巣表皮に大量に発現している.掻破やケラチノサイトのPAR-2への刺激により放出され,DCを活性化し,T細胞にIL-4,IL-13,TNF-α産生を誘導し,IL-10やIFN-γに対しては抑制に働き,Th2環境形成を強く誘導するほか,好酸球調節にも関与している.

❖ ADとケモカイン

細胞遊走に関与するケモカインは主にサイトカインより二次的に誘導され,病巣への細胞誘導を介して病態形成に重要な役割を果たす.TARC/CCL-17,MDC/CCL-22,PARK (MIP-4)/CCL-18,MCP-4/CCL-13が主にAD病変部皮膚に認められる.表皮細胞由来CTACK/CCL-27はAD皮疹と血清中に認められ,疾患活動性と相関する.なかでもTARC/CCL-17は表皮細胞と血管内皮よりMDC/CCL-22はDC,マクロファージ,LCから産生され,CCR4陽性のTh2リンパ球の病巣内へ遊走させAD病変形成にかかわる.TARCは産生消失とも速やかなため,血清TARCレベルがAD活動性と鋭敏に相関し,治療の指標として保険適用になっている.TARCはIL-4/IL-5により誘導されるがIFN-γにより抑制される.そのほか,病巣由来のRANTES/CCL-5,Eotaxin/CCL-11はCCR3陽性の好酸球の浸潤を引き起こす(図1 b).

感染とアトピー性皮膚炎

　易感染症はADの特徴の一つであるが，自然免疫機能の低下によることが推測されている．とくに黄色ブドウ球菌感染と単純ヘルペス感染が臨床上の課題である．黄色ブドウ球菌のコロナリゼーションはAD患者だけでなくADモデル動物皮膚にも高率にみられる．これにはADでの自然免疫を担うβデフェンシンやカテリシジンの低下が関与していると考えられる．また，Th2サイトカインのIL-4やIL-33がβデフェンシン2を抑制することが知られている．乳幼児ADの黄色ブドウ球菌感染は，菌体外毒素により時にSSSSの発症とADを増悪させる．*Staphylococcus aureus* enterotoxin A（SEA），SEB，SEC，SEDはスーパー抗原として働き，T細胞増殖とT細胞CLA＋の発現を誘導する．さらに，SE特異的IgEを産生させる．また，*S. aureus* protein Aは表皮細胞に働きIL-18を放出させ，Th2/Th1サイトカインを産生することにより，マウスではAD病変を形成する．またAD患者皮膚では黄色ブドウ球菌とIL-18発現が相関している[11]．また，黄色ブドウ球菌の産生するセラミダーゼがバリア機能の低下に関与する可能性があり，黄色ブドウ球菌感染はADの多面的な増悪因子となっている．

　ADにおける単純ヘルペス（HSV）感染は広範囲の皮膚病変 eczema herpeticum とADの増悪を招く．HSVは表皮細胞の受容体を介し感染する．HSV受容体の1つである膜タンパクのnectin-1が湿疹や掻破により表出され，掻破により播種される．さらに，HSVの増殖を促進するTh2環境が，汎発化を招く．また，eczema herpeticum患者ではIFN-γ産生の低下やIFN-γへの反応が悪く，IFN-γ受容体の遺伝子多型も報告されている．さらに，黄色ブドウ球菌感染が表皮細胞の単純ヘルペスへの感染性を上げるとの報告もある．

 外来抗原と自己抗原

　成人ADのアレルゲンはダニ，ハウスダストが主体である．虫体タンパクのなかでもダニ由来プロテアーゼが強い抗原性をもつが，このプロテアーゼはまた角層を破壊し皮膚のバリア機能を低下させる[12]ほか，PAR-2を介した

バリア回復の阻害や細胞間の解離などにも関与すると推測されている．日本ではスギ花粉が鼻アレルギーの主因であるが，同時期にはAD患者では目の周りに皮膚炎を生ずる．これは，眼に付着した花粉が眼瞼周囲に付着し感作されたことによるものである．通常の外因性ADに対して，抗原特異的IgEのみられない内因性ADでは金属に対する過敏性が高いことが報告されている．また，被髪頭部に病変をもつADでは，同部位に真菌の一種であるマラセチアが多数存在し，マラセチアに対する特異IgEの産生に加えてマラセチアへの湿疹反応とTh2サイトカインを産生する細胞が存在し，頭部のADの発症原因となっている[13]．

ADのなかにはSLE様皮疹で夏季に増悪する症例もある．AD患者では高率に抗核抗体が見出され，その対応抗原は膠原病とは異なるものである[14]．IgGのほか，IgE型の自己抗体も報告されており，ADの病態に自己免疫機序の関与が推測されている．抗核抗体陽性例では紫外線が増悪要因となるほか，紫外線療法時には注意が必要である．

神経と瘙痒

ADの増悪因子の1つが搔破である．表皮は免疫細胞のプロトタイプであり，表皮細胞は多種類のサイトカイン（IL-1α，IL-1β，IL-18，IL-33，GM-CSF，TNF-α，IL-10，TSLP，IL-25，IL-15，MIP-3α，TGF-β，IL-8，IP-10，Mig，RANTES，MCP-1，TARC，SCF，endothelin-1，NGF，GDNFなど）を産生・分泌する能力をもつ．搔破は表皮細胞に損傷を与え，Ca^{2+}依存性酵素の活性化や，内在性サイトカインの病巣部への放出を誘導し，炎症とTh2環境を形成させる．また，放出された神経増殖因子NGF，GDNFが表皮内への神経の増殖，延長，保持を促し，瘙痒の感覚を過敏にさせ，さらなる搔破行動を引き起こし，増悪サイクル（Itch-scratch cycle）を形成する．最近，表皮内には神経伸張を抑制するセマフォリン3Aの存在が明らかにされ，ADではその減少がみられる．セマフォリン3AのADモデルマウスへの投与が皮膚炎を改善するところから，AD治療標的となる神経因子の一つとして注目されている[15]．搔破はマスト細胞を刺激し脱顆粒を引き起こす．放出されたヒスタミ

ンが局所の瘙痒を誘導し，つぎの搔破を誘導するという増悪サイクルを形成する．さらに，マスト細胞の顆粒トリプターゼは神経刺激を誘発するほか，キマーゼはIL-1, IL-18, SCFを活性化する[16]．そのほか，マスト細胞はIL-4, IL-13を分泌してTh2環境を形成する．IL-31はT細胞より分泌されるサイトカインであるが，唯一瘙痒を引き起こすサイトカインであり，ADの瘙痒形成に深く関与するとされている．

　湿疹反応は経皮的に侵入した抗原を表皮細胞ごと排除する機構で，免疫学的自己バリア破壊を引き起こす．海綿状態として破壊された表皮は表皮細胞の増殖で補塡される．搔破は本来虫体などの外来物質を除く反応ではあるが，ADでは角層，表皮細胞などバリアを物理的に破壊することとなる．湿疹，搔破により破壊された表皮は痂皮で覆われ急速な増殖により2〜3日で修復されるが，バリア機能を備えた成熟角層の形成には週単位の時間を要するため，脆弱バリア部位として外来抗原侵入を許しやすく，皮膚炎が再発しやすい状況にある．そのため，回復期の皮膚病巣にはバリア補強剤としての保湿系薬剤による保護が不可欠である（図1 c, d）．

　ADは経皮的侵入を許した外来抗原の除去を目的とする湿疹反応を加速するために生体が行う反応が過剰になったものである．表皮細胞の破壊を減らし，健全な角層構造を保持するには，炎症の早期終結，瘙痒・搔破の抑制，再発予防のスキンケアがADの再発・増悪を防ぐ基本戦略である．

〔水谷　仁〕

文献

1) Kitagaki H, et al : Immediate-type hypersensitivity response followed by a late reaction is induced by repeated epicutaneous application of contact sensitizing agents in mice. J Investig Dermatol, 105 : 749-755, 1995.
2) Forrest S, et al : Identifying genes predisposing to atopic eczema. J Allergy Clin Immunol, 104 : 1066-1070, 1999.

3) Palmer CN, et al : Common loss-of-function variants of the epidermal barrier protein filaggrin are a major predisposing factor for atopic dermatitis. Nat Genet, 38 : 441-446, 2006.
4) Elias PM, et al : Basis for the barrier abnormality in atopic dermatitis : outside-inside-outside pathogenicmechanisms. J Allergy Clin Immunol, 121 : 1337-1343, 2008.
5) Agrawal R, Woodfolk JA : Skin barrier defects in atopic dermatitis. Curr Allergy Asthma Rep, 14 : 433-, 2014.
6) Yamanaka K, et al : The role of cytokines/chemokines in the pathogenesis of atopic dermatitis. Curr Probl Dermatol, 41 : 80-92, 2011.
7) Hamid Q, et al : Differential in situ cytokine gene expression in acute versus chronic atopic dermatitis. J Clin Invest, 94 : 870-876, 1994.
8) 戸倉新樹：Th17細胞と皮膚疾患．日本臨床免疫学会会誌，35 : 388-392, 2012.
9) 藤田英樹：皮膚疾患におけるIL-22の役割．日本臨床免疫学会会誌，35 : 168-175, 2012.
10) Yamanaka K, et al : Induction of IL-10-producing regulatory T cells with TCR diversity by epitope-specifi c immunotherapy in pollinosis. J Allergy Clin Immunol, 124 : 842-845, 2009.
11) Inoue Y, et al : Interleukin-18 is elevated in the horny layer in patients with atopic dermatitis and is associated with Staphylococcus aureus colonization. Br J Dermatol, 164 : 560-567, 2011.
12) Nakamura T, et al : Reduction of skin barrier function by proteolytic activity of a recombinant house dust mite major allergen Der f 1. J Invest Dermatol,126 : 2719-2723, 2006.
13) Johansson C, et al : Positive atopy patch test reaction to Malassezia furfur in atopic dermatitis correlates with a T helper 2-like peripheral blood mononuclear cells response. J Invest Dermatol, 118 : 1044-1051, 2002.
14) Ohkouchi K, et al : Anti-elongation factor-1alpha autoantibody in adult atopic dermatitis patients. Int Immunol, 11 : 1635-1640, 1999.
15) Negi O, et al : Topically applied semaphorin 3A ointment inhibits scratching behavior and improves skin infl ammation in NC/Nga mice with atopic dermatitis. J Dermatol Sci, 66 : 37-43, 2012.
16) Omoto Y, et al : Human mast cell chymase cleaves pro-IL-18 and generates a novel and biologically active IL-18 fragment. J Immunol, 177 : 8315-8319, 2006.

アトピー性皮膚炎の評価方法と重症度分類

KEY POINTS

- アトピー性皮膚炎の重症度を客観的に評価するには，重症度評価スケールが有用である．
- 臨床試験・研究には，日本皮膚科学会アトピー性皮膚炎重症度分類，SCORAD，EASIが頻用される．
- 外来診療や検診には，厚生労働科学研究班による重症度のめやす，Rajka & Langelandによる重症度分類，POEMなどが有用である．
- 血清TARC値は，医療者と患者の両者にとって，客観的な重症度評価の指標となり得る．

アトピー性皮膚炎（AD）の重症度は，診察医の経験に基づく主観的な評価である程度は把握できるが，重症度評価スケールを活用することでより客観的な評価が可能となる．評価スケールには国内外でさまざまなものがあり，臨床試験や外来診療など，使用する場面に応じて使い分けがなされている．自覚症状である痒みやquality of life（QOL）についても，それぞれ評価スケールが存在する．また近年，客観的な重症度評価方法として血清thymus and activation regulated chemokine（TARC）値測定の有用性が指摘され，日常診療においても頻用されるようになった．本項では，国内外のさまざまな重症度評価スケールの詳細と使い分け，および血清TARC値による重症度評価法について述べる．

重症度の評価スケール

わが国で作成されたスケールでよく使用されるものは，アトピー性皮膚炎診療ガイドライン[1]において推奨されている，日本皮膚科学会アトピー性皮膚炎重症度分類（図1）[1]，および厚生労働科学研究班による重症度のめやす（表1）[2]である．海外では約20種類の評価スケールが存在するが，European Dermato-Epidemiology Networkが検討した結果，十分に妥当性が示されたとしてSeverity Scoring of Atopic Dermatitis index（SCORAD），Eczema Area and Severity Index（EASI），Patient-Oriented Eczema Measure（POEM）の3種が推奨されている[3]．また，皮疹の経過を加味した重症度分類として，Rajka & Langelandによる重症度分類が使用される場合もある．

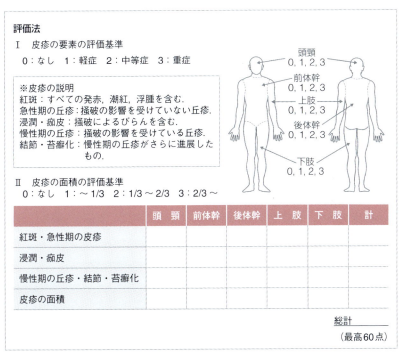

図1 日本皮膚科学会アトピー性皮膚炎重症度分類　　　　　　　　　　（文献1より転載）

表1 厚生労働科学研究班による重症度のめやす

軽　症：面積に関わらず、軽度の皮疹*のみみられる。
中等症：強い炎症を伴う皮疹が体表面積の10％未満にみられる。
重　症：強い炎症を伴う皮疹が体表面積の10％以上、30％未満にみられる。
最重症：強い炎症を伴う皮疹**が体表面積の30％以上にみられる。

＊軽度の皮疹：軽度の紅斑、乾燥、落屑主体の病変
＊＊強い炎症を伴う皮疹：紅斑、丘疹、びらん、浸潤、苔癬化などを伴う病変

（文献2より転載）

個々の皮疹の重症度については、日本皮膚科学会による皮疹の重症度と外用薬の選択[1]が参考になるが、詳細は本項では割愛する。また、痒みの評価法であるvisual analogue scale（VAS）、QOLの評価法であるSkindex-16やDermatology Life Quality Index（DLQI）は、前述した重症度評価スケールと併用して、あるいは単独で使用される。

❖ 日本皮膚科学会アトピー性皮膚炎重症度分類（図1）

わが国のアトピー性皮膚炎診療ガイドラインで推奨されている評価スケールであり、統計学的信頼性と妥当性が検証されている。全身を5つの部位に分け、それぞれの部位につきもっとも重症な部分の皮疹を3要素ごとに4段階で評価する。さらに、皮疹の面積をそれぞれ4段階で評価し、両者を合計する方法である。痒みなどの自覚症状は評価の対象とされていないが、皮疹の重症度を部位別に詳細に評価することができ、主に薬剤の治療効果を判定する臨床試験や、その他の臨床研究の際に有用である。皮疹を3要素に分類せず、総合的に評価する簡便法も提示されている[1]。

❖ 厚生労働科学研究班による重症度のめやす（表1）[2]

日本皮膚科学会重症度分類と同様に、わが国のガイドラインに提示されている評価法であるが、より簡便である。強い炎症を伴う皮疹（紅斑、丘疹、びらん、浸潤、苔癬化などを伴う病変）が体表面積の何割を占めるかにより、軽症・中等症・重症・最重症の4段階に分類して評価する。得点式ではないた

め，臨床研究など，詳細な評価が必要とされる場合には適さない．短時間で評価することができるため，外来診療において病勢をおおまかに評価する場合や，入院適応の有無などを判断する場合などに有用である．

❖ SCORADによる重症度分類（図2）

European Task Force on Atopic dermatitisにより1993年に提唱された評価スケールである[4]．海外，またわが国においても，主に臨床試験の際に広く使用されており，現在もっとも頻用されているスケールである．皮疹の

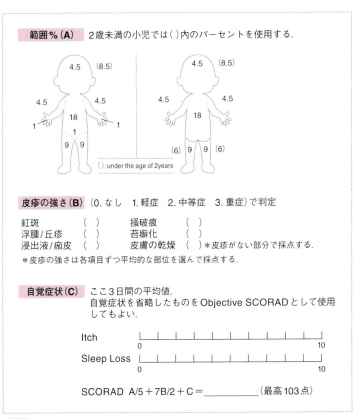

図2 SCORADによる重症度分類　　　　　　　（文献4より引用，一部改変）

面積，皮疹の強さ，自覚症状の3つの要素を評価し計算式を用いて点数化する．点数はインターネット上のSCORADのホームページ(http://adserver.sante.univ-nantes.fr/Compute.html)を利用すると，簡便に計算することができる．自覚症状（痒み，不眠の2要素につきVASを用いて評価する）が評価要素に入っている点，皮疹の重症度を部位別ではなく総合的に評価する点が，上述の日本皮膚科学会による分類と異なる点である．自覚症状を除いた得点を，Objective SCORAD (O-SCORAD) として用いる場合もある．

❖ EASIによる重症度分類（表2）

Hanifinらにより2001年に提唱された評価スケールであり，乾癬の重症度分類であるPsoriasis Area and Severity Index (PASI)をベースにして作成されたものである[5]．全身を4つの部位に分け，皮疹を4要素で評価する．さ

表2 EASIによる重症度分類（8歳以上）

頭頸部		スコア	上肢	
紅斑		0＝なし	紅斑	
浸潤/丘疹		1＝軽症	浸潤/丘疹	
掻破痕		2＝中等症	掻破痕	
苔癬化		3＝重症	苔癬化	
小計	①		小計	④
面積	②	面積	面積	⑤
合計①×②×0.1	③	0：0% 1：1〜9% 2：20〜29% 3：30〜49% 4：50〜69% 5：70〜89% 6：90〜100%	合計④×⑤×0.2	⑥
体幹			下肢	
紅斑			紅斑	
浸潤/丘疹			浸潤/丘疹	
掻破痕			掻破痕	
苔癬化			苔癬化	
小計	⑦		小計	⑩
面積	⑧		面積	⑪
合計⑦×⑧×0.3	⑨		合計⑩×⑪×0.4	⑫

総計＝	③＋⑥＋⑨＋⑫	（最高72点）

7歳以下の場合，頭頸部の合計は①×②×0.2，下肢の合計は⑩×⑪×0.3とする．

（文献5より引用，一部改変）

らに,皮疹の面積をそれぞれ7段階で評価し,PASIと同様,頭頸部は×0.1,上肢は×0.2といったように実際の体表面積が評価に反映されるように計算し合計する.評価の流れは日本皮膚科学会重症度分類と類似しているが,体表面積を加味した計算を行う点が異なっている.SCORADと同様,臨床試験などに使用されている評価スケールである.自覚症状は評価に入っていないが,後にVASを用いて痒みの評価を行い,それを加えたmodified EASI (mEASI)が提唱された.

❖ POEM(表3)

Williamsらにより2004年に提唱された評価スケールである[6].評価者が医療者ではなく患者自身である点が,これまで述べた評価法と大きく異なる.7問の質問形式で,最近1週間の症状について患者(あるいは保護者)自身が

表3 POEM日本語版

以下の7つの質問について,各々あてはまるものを1つ選んで○で囲んでください.
小さなお子さんの場合は,ご両親と一緒に質問票を完成させてください.
答えるのが難しいと感じる場合は,空けておいてください.

・この1週間のうち,湿疹のために痒いことが何日ありましたか?
　　　なし　　1~2日　　3~4日　　5~6日　　毎日
・この1週間のうち,湿疹のために睡眠が妨げられることが何日ありましたか?
　　　なし　　1~2日　　3~4日　　5~6日　　毎日
・この1週間のうち,湿疹のために皮膚から血が出ることが何日ありましたか?
　　　なし　　1~2日　　3~4日　　5~6日　　毎日
・この1週間のうち,湿疹のために皮膚から透明な液がしみ出たり,したたることが何日ありましたか?
　　　なし　　1~2日　　3~4日　　5~6日　　毎日
・この1週間のうち,湿疹のために皮膚にひびわれができることが何日ありましたか?
　　　なし　　1~2日　　3~4日　　5~6日　　毎日
・この1週間のうち,湿疹のために皮膚がはがれ落ちることが何日ありましたか?
　　　なし　　1~2日　　3~4日　　5~6日　　毎日
・この1週間のうち,湿疹のために皮膚が乾燥したり,ザラザラするようなことが何日ありましたか?
　　　なし　　1~2日　　3~4日　　5~6日　　毎日

判定:なし=0点,1~2日=1点,3~4日=2点,5~6日=3点,毎日=4点.
最高点28点とし,合計点で評価する.

(文献6より引用,一部改変)

評価する，得点式の評価スケールである．2〜3分で回答することができるため，問診票として外来診療の待ち時間などに記入してもらい，診療に役立てることも可能である．2010年の厚生労働科学研究班においてPOEM日本語版が作成され，重症度とPOEM値が相関することが示された[7]．また，インターネットによるADの罹患率調査において，ADの重症度を判定する臨床研究にも利用された[7]．皮疹の部位別の重症度や面積などの客観的な評価はなく，精密な判定には不向きであるが，医療者の判定を必要としない簡便な評価スケールとして，今後の臨床応用が期待される．

❖ Rajka & Langelandによる重症度分類(表4)

1989年に提唱された重症度分類であり，皮疹の面積，経過，痒みの3つの要素をそれぞれ3段階で評価する[8]．皮疹の経過は，過去1年間において症状

表4 Rajka & Langelandによる重症度分類

Ⅰ．皮疹の範囲	スコア
(a) 小児期・成人期	
体表面積の9%未満	1
スコア1とスコア3の間	2
体表面積の36%以上	3
(b) 幼児期	
体表面積の18%未満	1
スコア1とスコア3の間	2
体表面積の54%以上	3
Ⅱ．皮疹の経過	
1年のうち3ヵ月以上症状なし**	1
1年のうち3ヵ月未満症状なし	2
過去1年間症状継続	3
Ⅲ．痒みの強さ	
軽度の痒み，まれに睡眠を妨げられる	1
スコア1とスコア3の間	2
高度の痒み，いつも睡眠を妨げられる	3
スコアの合計（Ⅰ＋Ⅱ＋Ⅲ）	
3〜4＝軽症	
4.5〜7.5＝中等症	
8〜9＝重症	

はっきりしない場合，スコア1.5や2.5を用いてもよい．
幼児や発症1年に満たない患者に適応させてもよい．

（文献8より引用，一部改変）

のあった期間がどの程度かにより評価される．スコア9が満点となる．簡便であり，過去1年間の症状が反映される点が他の評価スケールと異なる特色である．皮疹の重症度は評価要素に入っていないため，軽症の皮疹が広範囲にみられる場合と重症の皮疹のみが狭い範囲にみられる場合では，前者のほうが高いスコアとなる．スコアにより軽症・中等症・重症に分類され，外来診療における病状把握などに利用できる．

❖ 自覚症状とQOLの評価スケール

自覚症状である痒みの評価には，VASが有用である[9]．10cmの線分上の1点に，痒みの程度に応じて印をつけ，0～100の数値で評価する．SCORAD内では0～10で評価されている．また，QOLの評価としては各種皮膚疾患に応用されるDLQI，Skindex-16が頻用されており[1]，海外では小児版DLQI（CDLQI）も活用されている[10]．

❖ 評価スケールの使い分け

それぞれの評価スケールの使い分けの目安を表5に示す．臨床試験の際には，皮疹の重症度を詳細に評価しているSCORAD，EASI，日本皮膚科学会重症度分類が適している．これらのスケールは，評価にやや時間を要するため普段の外来診療においては活用しにくいが，入院治療の前後で改善の程度

表5 各重症度スケールの特色と使い分け

評価者 \ 主な用途 \ 自覚症状	臨床試験・研究 評価あり	臨床試験・研究 評価なし	診療・検診 評価あり	診療・検診 評価なし
医療者	SCORAD mEASI	日皮分類※1 EASI o-SCORAD	Rajka& Langeland	厚生班めやす※2
患者	VAS DLQ1 Skindex-16 （POEM）		VAS POEM	

※1：日皮分類：日本皮膚科学会アトピー性皮膚炎重症度分類
※2：厚生班めやす：厚生労働科学研究班による重症度のめやす

を評価するときなどに使用される場合もある．外来診療において病勢の把握を行う場合や入院適応を判断する場合などには，厚生労働科学研究班による重症度のめやすや，Rajka & Langelandによる重症度分類が簡便であり，短時間での評価が可能なため有用である．また，アンケート方式により患者自身で回答が可能なPOEMは，AD検診などにおける活用も期待される．

血清TARC値による重症度評価

　TARCは，Th2リンパ球特異的に発現するCC chemokine receptor 4（CCR4）を受容体とするサイトカインである．ADの病変部では主に表皮角化細胞や浸潤T細胞などに発現が認められ，Th2リンパ球を遊走させることによりADの病態形成に関与すると考えられている[11, 12]．血清TARC値はADの重症度を反映して上昇し，これまで用いられてきた血清IgE値などに比べ，SCORADやEASIとより有意な相関を示すことが報告されている[13, 14]．成人におけるTARC値の正常値は450pg/mL未満であり，ADの軽症と中等症のカットオフ値は700pg/mLとされる．片岡は，成人のAD治療において，TARC値500pg/mL前後をステロイド外用薬の減量の指標とすることを提唱している[15]．その理由として，外見上は皮疹が軽快し皮膚が正常化したと思われる症例でも，TARC高値が続く間はTh2リンパ球による炎症とIgE産生が続いており，外用薬を早期に減量すると皮疹が再燃する可能性を指摘している[15]．また，血清TARC値は患者にとっても客観的な指標となるため，患者自身も炎症の程度を把握しやすい．TARC値は重症度を評価して治療に反映させるほか，医療者と患者のあいだで病勢についての認識を共有するのにも役立っている．

●

　ADのさまざまな重症度評価スケールとその使い分け，および血清TARC値を用いた重症度評価について述べた．これらの重症度評価法が，ADの臨床および研究の場においてより多く適切に利用され，客観的な評価に基づいた治

療につながることが期待される.

(戸田さゆり／秀　道広)

文献

1) 日本皮膚科学会アトピー性皮膚炎診療ガイドライン作成委員会：アトピー性皮膚炎診療ガイドライン. 日皮会誌, 119：1515-1534, 2009.
2) 厚生労働科学研究班：アトピー性皮膚炎治療ガイドライン, 第5版, 2008.
3) Schmitt J, et al：What are the best outcome measurements for atopic eczema? A systematic review. J Allergy Clin Immunol, 120：1389-1398, 2007.
4) Severity scoring of atopic dermatitis：the SCORAD index. Consence Report of the European Task Force on Atopic Dermatitis. Dermatology, 186：23-31, 1993.
5) Hanifin JM, et al：The eczema area and severity index (EASI)：assessment of reliability in atopic dermatitis. EASI Evaluator Group. EASI Evaluator Group. Exp Dermatol, 10：11-18, 2001.
6) Charman CR, et al：The patient-oriented eczema measure：development and initial validation of a new tool for measuring atopic eczema severity from the patients' perspective. Arch Dermatol, 140：1513-1519, 2004.
7) 三原祥嗣：アレルギー性皮膚疾患−アトピー性皮膚炎, 蕁麻疹の重症度と診断の客観的評価法−. アレルギー, 61：10-17, 2012.
8) Rajka G, et al：Grading of the severity of atopic dermatitis. Acta Derm Venereol Suppl (Stockh), 144：13-14, 1989.
9) 山田秀和ほか：VAS法(Visual Analog Scale)を用いた痒みの評価法について. 皮膚, 38(増18)：71-77, 1996.
10) Lewis-Jones MS, et al：The Children's Dermatology Life Quality Index (CDLQI)：initial validation and practical use. Br J Dermatol, 132：942-949, 1995.
11) Saeki H, et al：Thymus and activation regulated chemokine (TARC) /CCL17 and skin diseases. J dermatol Sci, 43：75-84, 2006.
12) Kaktinuma T, et al：Thymus and activation-regulated chemokine in atopic dermatitis：Serum thymus and activation-regulated chemokine level is closely related with disease activity. J allergy Clin Immunol, 107：535-541, 2001.
13) 玉置邦彦ほか：アトピー性皮膚炎の病勢指標としての血清TARC/CCL17値についての臨床的検討. 日皮会誌, 116, 27-39, 2006.
14) 前田七瀬ほか：重症成人アトピー性皮膚炎患者における血清TARCの臨床的意義. J Environ Dermatol Cutan Allergol, 5：27-35, 2011.
15) 片岡葉子：新しい病勢マーカーとしてのTARCの意義. アレルギー・免疫, 18：1458-1465, 2011.

第3章

日米アトピー性皮膚炎診療ガイドラインの違い

第3章 日米アトピー性皮膚炎診療ガイドラインの違い

日米ガイドラインにおける ステロイド外用薬の選び方・使い方

KEY POINTS

- アトピー性皮膚炎のガイドラインは日本では日本皮膚科学会,日本アレルギー学会の2つのガイドライン,欧米では米国皮膚科学会,欧州・米国コンセンサス会議,英国皮膚科学会によるガイドラインなどがある.

- 日本のガイドラインは欧州・米国コンセンサス会議のガイドラインを参考にし,ステロイド外用薬の使用法などは類似している部分が多い.

- ステロイド外用療法はアトピー性皮膚炎治療の根幹をなし,年齢,皮膚炎の性状,部位,経過,季節に応じ,必要な量を十分使用する.

- 数週をめどにランクダウンあるいは土日に限定して使用する(Weekend therapy)など副作用の発現を抑える使用法が推奨されている.

- 予防的に使用する方が急性増悪を防ぐことができる(プロアクティブ療法).

- 経皮吸収率は部位,年齢,皮膚バリア機能により大きく異なり,顔面では前腕の13倍も高く,全身的な副作用にも注意をはらう.

- 米国では皮膚局所の副作用への注意が必要であることが強調されている.

　現在,わが国のアトピー性皮膚炎(AD)の診療ガイドラインは日本アレルギー学会,日本皮膚科学会の2つがある.日本アレルギー学会・厚労省研究班のアトピー性皮膚炎治療ガイドラインはアレルギー疾患を広く診療する医師を対象に厚労省の研究班により1999年に策定され,2012年度よりその版

権が厚生労働省から日本アレルギー学会に委譲され，現在広く活用されている[1]．その英文化論文も発表されている[2]．日本皮膚科学会のガイドラインは1994年に日本皮膚科学会が診断基準を取り纏めたことを契機として[3]，2000年にADの治療を専門に診療する医師を対象とした「アトピー性皮膚炎治療ガイドライン」として公表され[4]，改訂版[5]も出されている．また，2009年にはその英文化論文も公表された[6]．本稿では，欧米でのAD治療ガイドラインを紹介し[7-9]，わが国のガイドラインと欧米ガイドラインでステロイド外用療法の比較や現時点での評価について述べる．

ステロイドの作用機序

ステロイド（グルココルチコイド）はその臨床応用から半世紀以上の歴史が経過し，作用機序や副作用，あらたな産生機構が明らかにされてきた．その抗炎症作用から，日常診療で広く使用されている．本来ストレス応答性のホルモンであり，生体の恒常性の維持（日内分泌リズム）とストレス侵襲時の過剰な生体反応を抑制するための一過性分泌の2面性をもつ．長期の過剰投与は生体の本来の恒常性を破綻させる．実際の抗炎症作用の機序や生体での役割にはまだ多くの未知の領域が残されている．

ステロイドは細胞質に存在する熱ショックタンパク（HSP90），抑制タンパク（I）とcomplexを形成したレセプターに結合後，核内に移行し，ステロイド反応性の遺伝子を活性化させ，その薬理作用を発揮する（図1）．

❶**抗炎症作用**：皮膚炎局所で血管内皮細胞やリンパ球などの細胞膜の障害を抑制する作用
❷**抗アレルギー作用**：NFκBやAP-1と呼ばれるサイトカイン産生，細胞接着分子発現などの発現・誘導を調節する転写因子の機能の抑制（transrepression），リポコルチンなどの誘導を介して（transactivation），炎症を制御する（genomic action）[10]
❸**免疫抑制作用**：リンパ球に対する直接的な機能抑制，細胞死（アポトーシス）の誘導による

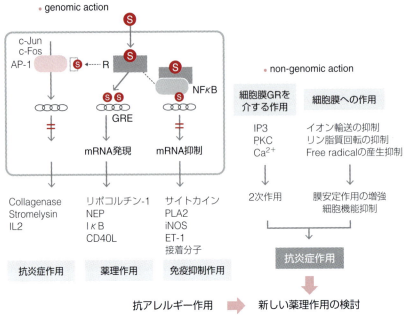

図1 ステロイドの作用機序

アトピー性皮膚炎における ステロイド外用薬の使用法

❖ ステロイド外用薬のランクと剤形の選択

　ステロイド外用薬はその血管収縮能の強さにより5段階に分類されている（表1）（米国ガイドラインでは7段階）．またわが国で入手できないステロイド外用薬もあり，臨床効果の比較などが困難であることは知っておくべきである．剤形は，軟膏，クリーム，ローション，ゲル，貼付剤，スプレー剤などがある．最近の軟膏剤は経皮的に吸収後，局所で効果を発揮し，血中に移行後は速やかに分解され，全身的な副作用の出にくいアンテドラッグ型が多い．また，現在ジェネリック医薬品へのスイッチが国策で進められている．欧米でも同様の政策が進んでいると考えられるが，ガイドラインでの記載はない．

1 日米ガイドラインにおけるステロイド外用薬の選び方・使い方

表1 代表的なステロイド外用薬と問題点

薬効	一般名	代表的な製品名
I群 ストロンゲスト	クロベタゾールプロピオン酸エステル	デルモベート®
	ジフロラゾン酢酸エステル	ジフラール®, ダイアコート®
II群 ベリーストロング	モメタゾンフランカルボン酸エステル	フルメタ®
	ベタメタゾン酪酸エステルプロピオン酸エステル	アンテベート®
	フルオシノニド	トプシム®, シマロン®
	ベタメタゾンジプロピオン酸エステル	リンデロン®DP
	ジフルプレドナート	マイザー®
	アムシノニド	ビスダーム®
	ジフルコルトロン吉草酸エステル	ネリゾナ®, テクスメテン®
	ヒドロコルチゾン酪酸エステルプロピオン酸エステル	パンデル®
III群 ストロング	デプロドンプロピオン酸エステル	エクラー®
	デキサメタゾンプロピオン酸エステル	メサデルム®
	デキサメタゾン吉草酸エステル	ボアラ®, ザルックス®
	ハルシノニド	
	ベタメタゾン吉草酸エステル	リンデロン®-V, ベトネベート®
	ベクロメタゾンプロピオン酸エステル	
	フルオシノロンアセトニド	フルコート®
IV群 マイルド （ミディアム）	プレドニゾロン吉草酸エステル酢酸エステル	リドメックス
	トリアムシノロンアセトニド	レダコート®, ケナコルト-A®
	ピバル酸フルメタゾン	
	アルクロメタゾンプロピオン酸エステル	アルメタ®
	クロベタゾン酪酸エステル	キンダベート®
	ヒドロコルチゾン酪酸エステル	ロコイド®
V群 ウィーク	プレドニゾロン	プレドニゾロン

問題点
- 軟膏，クリーム，ローションは同じ強さか？
- ジェネリック医薬品は先発と同一か？
- ランクは抗炎症作用をどの程度反映しているか？
  （サイトカイン産生など）
- 米国では7段階の強さ
- 各国で使用できない薬剤あり

❖ ステロイド外用薬を使用すべき病態

　最近の欧米におけるADの分類として，アレルギーが関与しないタイプ（内因性）とアレルギーが関与する2つのサブタイプ分類が呈示され，Bieber等は非アトピー性ADという言葉を使用している[11]．また，スキンケア介入によるアレルギー疾患の発症予防として，スキンケア外用剤の使用がハイリスク群で検討されている[12,13]．このような流れのなかで，本来アレルギー炎症を制御する目的で使用するステロイド外用薬とバリア機能異常を是正するためのスキンケア外用剤の明確な使い分けが求められるようになってきている．ステロイド外用薬は英国，欧州のガイドラインでは急性の炎症や再燃時の炎症を抑制する目的で使用することが推奨されている．（寛解導入，再燃時の炎症制御）（図2）．日本の2つのガイドラインでもこの考え方が採用されている．また，日本アレルギー学会のガイドラインでは，以下のような病態時に使用すべきであると記載されている．

❶急性，進行性の炎症性病変がみられるとき
❷痒疹，苔癬化病巣などの難治性病変
❸ステロイド外用薬の中止による急性増悪時
　（不適切な使用患者でみられることがある）
❹感染症でないこと・ステロイド外用薬の効果が予測されること（皮疹の観察が重要）
❺保湿剤，非ステロイド外用薬が無効のとき
❻明らかな接触皮膚炎の合併がみられるとき（ステロイド外用薬でもみられることがある）
❼免疫抑制外用剤の拒否がみられる患者（マスコミ報道により，保護者の過剰な反応がみられることがある）

　米国のガイドラインでも詳細にその使用法が示されている（表2）[9]．また，副作用も含め推奨度の強さとエビデンスが示されている．（表3）[9]．

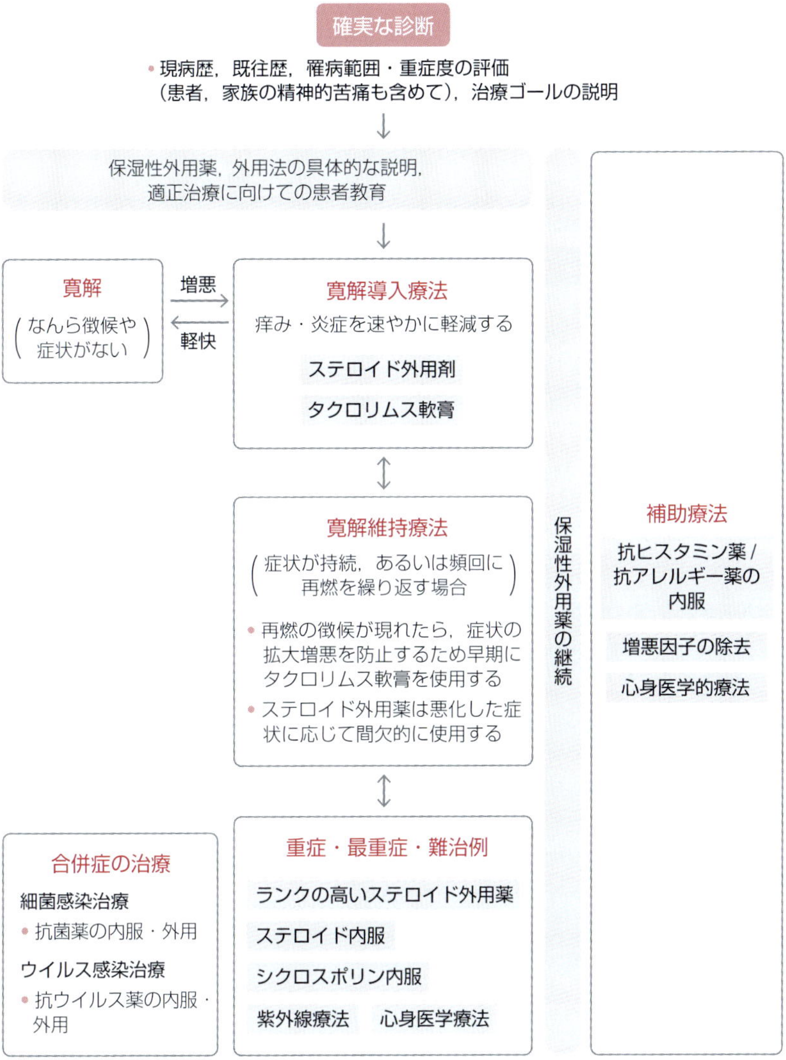

1 日米ガイドラインにおけるステロイド外用薬の選び方・使い方

確実な診断

- 現病歴，既往歴，罹病範囲・重症度の評価
  （患者，家族の精神的苦痛も含めて），治療ゴールの説明

↓

保湿性外用薬，外用法の具体的な説明，
適正治療に向けての患者教育

↓

寛解
（なんら徴候や症状がない）

←増悪／軽快→

寛解導入療法
痒み・炎症を速やかに軽減する

　ステロイド外用剤
　タクロリムス軟膏

↕

寛解維持療法
（症状が持続，あるいは頻回に再燃を繰り返す場合）

- 再燃の徴候が現れたら，症状の拡大増悪を防止するため早期にタクロリムス軟膏を使用する
- ステロイド外用薬は悪化した症状に応じて間欠的に使用する

↕

重症・最重症・難治例

　ランクの高いステロイド外用薬
　ステロイド内服
　シクロスポリン内服
　紫外線療法　心身医学療法

（右側：保湿性外用薬の継続）

補助療法

抗ヒスタミン薬/抗アレルギー薬の内服

増悪因子の除去

心身医学的療法

合併症の治療

細菌感染治療
- 抗菌薬の内服・外用

ウイルス感染治療
- 抗ウイルス薬の内服・外用

図2 アトピー性皮膚炎の治療アルゴリズム

（文献5より転載）

表2 米国GLでのアトピー性皮膚炎の治療における外用ステロイド使用のポイント

- 外用ステロイドはしっかりしたスキンケアや規則正しい保湿剤が無効なアトピー性皮膚炎の治療に薦められる．
- 外用ステロイド薬選定のために患者の年齢，外用範囲，乾燥肌の程度，好み，費用などを考慮する．
- 一般的には外用ステロイドは一日2回の外用が推奨されているが，1回で十分との報告もある．
- 維持療法として（1～2回/週）の予防的あるいは間欠的な外用ステロイドを悪化しやすい部位に行う事は急性の悪化を防ぐ事で有用であり，保湿剤のみの使用より有用である．
- 局所あるいは全身の副作用の程度（視床下部-下垂体，副腎抑制）はステロイドを使用している小児アトピー性皮膚炎患者では考慮しておくべきである．
- 長期間の強力なステロイド薬の使用時には皮膚の副作用の発現のモニターをすべきである．
- 通常全身的な副作用の発現には特に注意する必要はない．
- 患者がアトピー性皮膚炎の治療に外用ステロイドの使用により副作用が出ないかとの不安を理解しておくべきであり，外用習慣の改善や使用の差控えにも注意する．

（文献9より引用）

表3 米国GLでのアトピー性皮膚炎治療における外用療法の推奨度

	推奨度の強さ	エビデンスレベル
外用ステロイド薬の使用	A	Ⅰ
外用ステロイド剤の選択においてはさまざまな条件を考慮する	C	Ⅲ
外用回数	B	Ⅱ
維持療法としての予防的使用法	B	Ⅱ
使用中の副作用発現に対する考慮	A	Ⅰ
強力なステロイド外用薬の使用における副作用発現のモニターの必要性	B	Ⅲ
ステロイド外用薬使用時，全身的な副作用の発現には注意を払わなくてよい	C	Ⅲ
ステロイド薬外用恐怖への考慮	B	Ⅲ

（文献9より引用）

❖ ステロイド外用薬の使用法

　日本のガイドラインでは皮疹の臨床的な分類により使用するステロイド外用薬を選択する（日本皮膚科学会ガイドライン）（表4, 5）と皮疹の重症度（軽症～最重症）により使用するステロイド外用薬をステップアップ，ステップ

表4 皮膚炎の範囲と重症度

軽　症	面積にかかわらず，軽度の皮疹が認められる
中等症	強い炎症を伴う皮疹が体表面積の10％未満
重　症	強い炎症を伴う皮疹が体表面積の10％以上，30％未満
最重症	強い炎症を伴う皮疹が体表面積の30％以上

（文献5より転載）

表5 皮疹の重症度と外用剤の選択

	皮疹の重症度	外用薬の選択
重　症	高度の腫脹/浮腫/浸潤ないし苔癬化を伴う紅斑，丘疹の多発，高度の鱗屑，痂皮の付着，小水疱，びらん，多数の掻破痕，痒疹結節などを主体とする	必要かつ十分な効果を有するベリーストロングないしストロングクラスのステロイド外用薬を第一選択とする．痒疹結節でベリーストロングクラスでも十分な効果が得られない場合は，その部位に限定してストロンゲストクラスを選択して使用することもある
中等症	中等度までの紅斑，鱗屑，少数の丘疹，掻破痕などを主体とする	ストロングないしミディアムクラスのステロイド外用薬を第一選択とする
軽　症	乾燥および軽度の紅斑などを主体とする	ミディアムクラス以下のステロイド外用薬を第一選択とする
軽　微	炎症症状に乏しく乾燥症状主体	ステロイドを含まない外用薬

（文献4より転載）

ダウンする方法(日本アレルギー学会ガイドライン)（図3）の2つの使用法がある．前者は皮疹の性状が理解できる専門医としての臨床力が要求される．後者は発疹の重症度を体表面積で決めており，皮膚科医以外でも理解が可能である．いずれの使用法も皮膚科の専門医が中心になり，十分な議論を経て作成された歴史をもつ．

　強いランクのステロイド外用薬であれば1日1回の使用でも2回と同様の効果が得られることが報告されている．皮膚炎を繰り返す場合，悪化時のみ使用する外用法(リアクティブ療法)が一般的と考えられてきたが，1日1回の外用を2週間毎日続け，その後は皮膚炎のあった部位を中心に，週末2回の間欠外用(Weekend therapy)[14]（図4），あるいは，週1～3回適宜ステロイド薬ないしタクロリムス軟膏を使用することで皮膚炎の落ち着いた状態が維持できる(プロアクティブ療法)などの有効性が近年報告されている[15]．こ

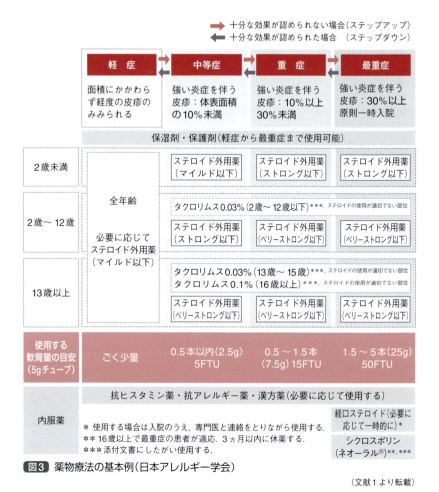

図3 薬物療法の基本例(日本アレルギー学会)

(文献1より転載)

の外用法は日米のガイドラインで推奨されているが，いつまで行うか，やめる基準は何か，週何回外用するか，などまだコンセンサスが得られていない部分もある．WilliamsらのSystematic reviewでは，アトピー性皮膚炎の健常に見える部分にも炎症が残っており，タクロリムスは40週まで，ステロイドは16週まで維持療法まで行ったとの記載がある[17]．

1 日米ガイドラインにおけるステロイド外用薬の選び方・使い方

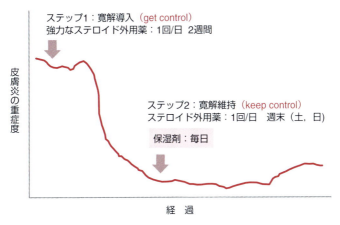

図4 中等度～重症アトピー性皮膚炎の外用療法

(文献14より引用)

使用上の注意(日米の比較)

❖ 外用量の目安としてのFinger-tip unit

　1日5～10g程度の初期外用量から開始し，症状の改善度を評価して漸減し，1日1回～隔日投与にて再燃のないことを確認し，ステロイドを含まない外用剤に変更する．乳幼児，小児では体重をもとに成人の使用量から換算した量を開始量とする．Longはfinger-tip unit (FTU)という外用量の目安を提唱している[18]．1FTUは径5mmのチューブから押し出される，成人の人差し指の指腹側末節部に乗る軟膏量であり，おおむね0.5gに相当する．0.5FTUは手のひら全体を外用し得る量であり，1FTUで両手のひらがカバーできる（体表面積の2%）．全身に外用する場合50FTUで25gとなる．小児量も提唱されているが，日本人ではやや少なめに外用するのがよいかと思われる[1-3]．FTUの考え方も日米のガイドラインに記載されているが，1日の外用量の指針が示されたことで，使用するステロイドの目安が明らかになってきたが，プロアクティブ療法の場合，ステロイド外用範囲の選定や中止時期が曖昧な場合，使用量が過剰となり全身的副作用が懸念されることも予測される．ベリーストロングクラスのステロイド外用薬の長期使用試験結果より，皮疹の

面積にも左右されるが通常の成人患者では，十分量である1日5gないし10g程度の初期外用量で開始し，症状に合わせて漸減する使用法であれば，3ヵ月間までの使用では一過性で可逆性の副腎機能抑制は生じ得るものの，不可逆性の全身的副作用は生じないと日本皮膚科学会のガイドラインで述べられている[5]．

❖ 悪化時のランクアップとランクダウン

外用の中止により皮膚症状が急性増悪した場合には，必要かつ十分量のステロイド外用薬を使用する．1～2ランク強いステロイドに変更し，ランクダウンを行う．

❖ ステロイド外用薬の長期使用による副作用

副作用として，ざ瘡，皮膚萎縮，局所多毛などがよく知られている．副腎機能障害などの全身的な副作用，局所免疫の低下にも注意する．米国のガイドラインではステロイド外用が長期になる場合，皮膚の副作用の発現に注意することが記載されているが，全身的な副作用にしては問題視していない．

ステロイドの吸収率は部位により大きく異なり，顔面では前腕の13倍も高く，注意が必要である．さらに小児や老人など皮膚バリアー機能の低下のある皮膚や発汗量の多い夏期などには吸収率が変化することより注意が必要である[19]．また，強力なステロイド外用薬により副腎萎縮は生じうることが報告されている[20]．

❖ ステロイド外用薬に対する効果の減弱はあるか？

最近の問題点として，内服ステロイドで報告されているようなステロイド低応答性（あるいはタキフィラキシー）の病態がステロイド外用薬で生じるかという問題がある．タキフィラキシーという言葉は，薬理学的に肥満細胞の脱顆粒剤の注射による皮膚反応が注射回数に伴い減弱していく現象や，ヒスタミンなどによる腸管の収縮が薬剤の添加回数に応じて減弱していく現象として使用されることが多い．ステロイド外用薬に関しては，血管収縮能がステロイド外用回数に比例して減弱し，その中止により回復していく現象とし

て知られているが,現在ではステロイドが経過中に効かなくなっていく現象として理解されている場合がある.この点に関しては2006年の米国のガイドラインには記載されていたが,2014年版からは削除されている[9].日常診療で比較的よく経験する点としては,患者が処方されたステロイド外用薬を使用していない,あるいは少量しか使用しておらず,十分な外用が行われていない,あるいは悪化因子などの対応や指導が不十分なことが多い.実際われわれが検討している大学検診でのAD患者からのアンケートでは,外用が不十分である,ないし医師の指導が不適切との結果も得ている(未発表データ).

❖ ステロイド外用薬の混合での注意点

アルカリ性の保湿剤との混合は,ステロイド外用薬の効力を低下させることが知られている.また,ベリーストロングクラスのステロイド外用薬ではワセリンで16倍程度に希釈しても血管収縮能は変わらないことが報告されており注意が必要で,副作用発現のリスクが低下するわけではない[21].ステロイド外用薬の混合はわが国の保険制度によるところが大きく,欧米のガイドラインでの記載はない.

同効薬・類似薬の使い分け

タクロリムス軟膏(プロトピック®軟膏0.1%・16歳以上,プロトピック®軟膏0.03%小児用)は,使用量,注意事項に留意し,必要事項を患者に説明して,承諾を得た上で使用する.ストロングクラスのステロイドと同程度の有効性をもち,ステロイド外用薬の副作用を軽減する目的で,タクロリムス軟膏とステロイド外用薬をうまく組み合わせて使用することが治療の基本となる.米国ガイドラインではステロイド外用薬の減量に使用すると記載されている.

ガイドラインでの位置付け

ステロイド外用薬はアトピー性皮膚炎治療の中心となる外用療法であり,

治療ガイドラインに従い，皮膚症状の程度，部位，年齢に応じて適切なランクのステロイド外用薬を十分量使用する（日本アレルギー学会ガイドライン）．外用ステロイドはしっかりしたスキンケアや規則正しい保湿剤が無効なアトピー性皮膚炎の治療に勧められる（米国ガイドライン）．ステロイド外用薬の強さによるステップアップ，ステップダウンの考え方は，日本アレルギー学会ガイドライン以外でも，欧州・米国合同ガイドラインにも記載されている（図5）．

　近年高齢者の湿疹患者に最強のステロイドの外用とステロイド薬の内服が長期に行われている例が増加している．また，高齢者のADの患者の存在も論議されるようになってきた[21]．高齢者の皮膚はよりステロイド薬外用薬の副作用が出やすいことは広く知られているが，安易にステロイドを処方し，悪化因子や背景疾患の是正，治療を検討せず，漫然と処方を継続している患者では，著明な皮膚萎縮や紫斑を呈する患者が多い[22]．繰り返しになるが，ADの治療，特に難治例は悪化因子や背景因子の解決なしに十分な治療効果

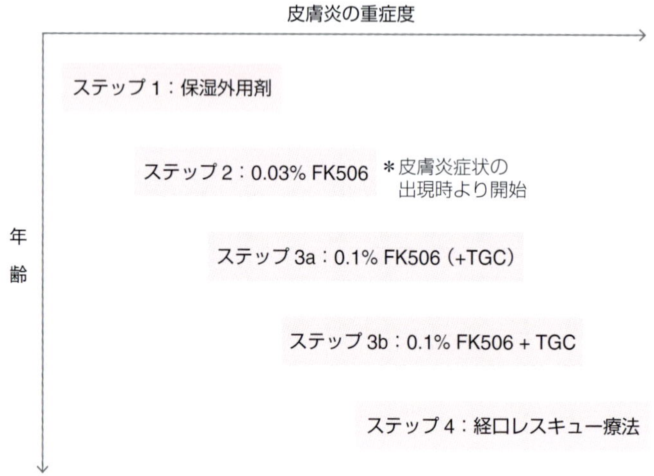

図5　ステップアップ療法
TGC：Topical corticosteroid，局所ステロイド外用
（ICCAD-AD治療パラダイム2007）

を得ることは難しい．逆に軽症例に過剰な治療を行うことも慎むべきで，これらの点を科学的に評価し，問題点を吟味し，ガイドラインに反映させていくことがわれわれアレルギー疾患の診療に関わる医師の務めと考える．Furueらは2003年にステロイド外用薬による皮膚の副作用の発現までの総使用量，使用期間による詳細な検討結果を報告し，常に皮膚の副作用を検討しながらステロイドを使用することの重要性を指摘している[23]．現在の高齢者の紅皮症などの増加をみると「ステロイドのタイトコントロール」という一見Attractiveな治療法が一人歩きし，科学的な根拠なしに無批判に行われた場合，また，20世紀後半の混乱した時代に逆行する可能性があると危惧する．本療法の結果をとりまとめた論文を示され，冷静な議論がなされることを望む．

（片山一朗）

文献

1) 片山一朗・河野陽一監：アトピー性皮膚炎治療ガイドライン2012．協和企画，2012．
2) Katayama I, et al：Japanese guideline for atopic dermatitis 2014. Allergol Int, 63：377-398, 2012.
3) 日本皮膚科学会：アトピー性皮膚炎の定義 診断基準．日皮会誌，104：1210, 1994．
4) 川島 眞ほか：日本皮膚科学会編「アトピー性皮膚炎治療ガイドライン」．日皮会誌，110：1099-1104, 2000．
5) 古江増隆ほか：日本皮膚科学会アトピー性皮膚炎診療ガイドライン．日皮会誌，119：1515-1534, 2009．
6) Saeki H, et al：Guidelines for management of atopic dermatitis. J Dermatol, 36：563-577, 2009.
7) Ellis C, et al：International Consensus Conference on Atopic Dermatitis II (ICCAD II)：clinical update and current treatment strategies. Br J Dermatol, 148 Suppl 63：3-10, 2003.
8) Akdis CA, et al：Diagnosis and treatment of atopic dermatitis in children and adults：European Academy of Allergology and Clinical Immunology/American Academy of Allergy, Asthma and Immunology/PRACTALL Consensus Report. Allergy, 61：969-87, 2006.
9) Eichenfield LF, et al：Guidelines of care for the management of atopic dermatitis： section 2. Management and treatment of atopic dermatitis with topical therapies. J Am Acad Dermatol, 71：116-132, 2014.
10) Gold R, et al：Mechanism of action of glucocorticosteroid hormones：possible implications for therapy of neuroimmunological disorders. J Neuroimmunol, 117：1-8, 2001.
11) Bieber T：Atopic dermatitis. N Engl J Med, 358：1483-1494, 2008.

12) Simpson EL, et al : A pilot study of emollient therapy for the primary prevention of atopic dermatitis. J Am Acad Dermatol, 63 : 587-593, 2010.
13) Horimukai K, et al : Application of moisturizer to neonates prevents development of atopic dermatitis.J Allergy Clin Immunol, 134 : 824-830, 2014.
14) Williams HC : Preventing eczema flares with topical corticosteroids or tacrolimus : which is best?. Br J Dermatol, 164 : 231-233, 2011.
15) Schmitt J, et al : Efficacy and tolerability of proactive treatment with topical corticosteroids and calcineurin inhibitors for atopic eczema : systematic review and meta-analysis of randomized controlled trials. Br J Dermatol, 164 : 415-422, 2014.
16) Tang TS, et al : Are the concepts of induction of remission and treatment of subclinical inflammation in atopic dermatitis clinically useful?. J Allergy Clin Immunol, 133 : 1615-1625, 2014.
17) Long CC, et al : A practical guide to topical therapy in children. Br J Dermatol, 138 : 293-296, 2014.
18) 大谷道輝：スキルアップのための皮膚外用剤Q&A改訂2版．南山堂，2011.
19) Feldman RJ, Maibach HI Regional variation in percutaneous penetration of ^{14}C cortisol in man J Invest Dermatol, 48 : 181-183, 1967.
20) Gilbertson EO, Spellman MC, Piacquadio DJ, Mulford MI. Super potent topical corticosteroid use associated with adrenal suppression : clinical considerations. J Am Acad Dermatol, 38 (2 Pt 2) : 318-321, 1998.
21) Tanei R, et al : Abundant immunoglobulin E-positive cells in skin lesions support an allergic etiology of atopic dermatitis in the elderly. J Eur Acad Dermatol Venereol, 27 : 952-960, 2013.
22) Nakano-Tahara M, et al : T helper 2 Polarization in senile erythroderma with elevated levels of TARC and IgE. Dermatology, 230 : 62-69, 2013.
23) Furue M, et al : Clinical dose and adverse effects of topical steroids in daily management of atopic dermatitis. Br J Dermatol, 148 : 128-133, 2003.

第4章

ライフステージに合わせた
ステロイド外用療法の実際

乳・幼児

 KEY POINTS

- 小児（とくに乳幼児）は自分では何も（治療も，訴えも）できない存在である．
- 医療従事者の要請に応じて，乳・幼児に治療を行うのは多くは母親であるが，母親は時に，常識では理解しがたい存在になる．
- 善意？の第3者とインターネットは，時によい治療を壊す存在になる．

　妊産婦という言葉にはあまり悩まなくても，小児といわれると少々悩むことになる．新生児，乳児，幼児，学童，思春期，つまり小児科の範囲は15歳までが含まれるからである．この間の発育を考えても外用薬の使い方は到底一律に述べられない．そこで，小児を乳幼児と置き換えてまとめさせていただくことになる．

　ステロイド外用薬と聞いただけで毛嫌いする方達は残念ながら，それが始まってすでに半世紀過ぎているのにいまだに跋扈している．それどころか，電子機器の一般化に伴いますます，深く広く（一見，科学的根拠によるような理論武装を身につけて）浸透しているようにさえ見受けられる．たとえば，この表題であれば「専門的知識をもつ医療者が処方し，それを患部に使う者が，処方した医療者の指示どおりに使い，指示どおりに再診していれば別に問題はない」と結論してもよい．要はそうではないからいつまでも問題が残り続けるわけである．有田[1]は「医療者と患者の薬に対する考え方は食い違う」ことを強調しているが，正しくその通りで，両者の相違のギャップを埋めるために，患者にはインターネットで得られる情報があることになる．そして，

一旦そこに表現される画面・文字をみると，それが医療者の肉声よりも，より新しく，科学的だと思うばかりか，ややもすれば医療者よりも先を行くという思いを患者に抱かせることになる．実はその叩いているパソコンは，患者の皮膚病変を触診・視診・嗅診しているわけではないのに，投げかけた問題には回答が現れるのである．

あるサイトの記事から

「おくすり110番～病院の薬がよくわかるホームページ」[2]は，全国の優良サイトコンテストでも上位にあり，月間30万ヒットの約3割が医療関係者ともいわれる．このサイトの頻用されるステロイド外用薬の注意事項には「顔や首，陰部などデリケートな患部では，必要最少量にするなど注意深く用います」「赤ちゃんは皮膚がデリケートなので慎重に用います」「高齢の人は副作用がでやすいので慎重に用います」「妊娠中は長期にわたる大量使用を控えます．少量でしたら問題ないでしょう」などと書かれている[2]．これらのなかで「赤ちゃんには慎重に用います」，そして「妊娠中は長期にわたる大量使用を控えます．少量でしたら問題ないでしょう」の2項目が今回の話題では問題になるが，注意事項のなかには授乳中の項目はない．さて，これを医療者側から読めば「正しく使えばよい」ということになる．他方，そもそもステロイド外用薬を好まない素地のある患者側から読めば「なるべく使いたくない」となるであろう．授乳婦については「授乳を避けさせることが望ましい」と添付文書に記載してあるステロイド外用薬があるが，その理由は動物試験で乳汁中に移行する報告があるからと記載されている[3]．添付文書の記載は，それが記載された同種薬剤がある限り，必ず記載が続けられて行くわけで，これをみても今後もステロイド外用薬を忌避する風潮が消えるとは期待しがたい．

いずれにしろ，ヒトでのステロイド外用薬による副作用としては，皮膚に認められる周知の多彩な変化以外には，きわめて起こりがたいものと考えられる．したがって，問題はむしろステロイド外用薬が，処方した医療者側の期待したように使用されないことから，慢性に経過することの多いアトピー性皮膚炎の症状の推移に悪影響を及ぼしていることが少なくないという事実

にある．そして，もし乳幼児期までに望ましい対応がとられれば，アトピー性皮膚炎が頑固な成人型に移行することは減るということからみても，このような状況を変えていくことが望ましいといえよう．

2013年3月5日(火曜日)の外来で

　1週間前に当院母子保健科から依頼された4ヵ月女児，診断は「適切な治療が行われなかったために悪化した乳児の湿疹」，アトピー性皮膚炎の乳児型と即断できないのは，あまりにも不適切な「治療とスキンケア」が行われていたと思われるからである．母親は中年，初産婦，育児知識はあまりない．初診時に念を押しながら，詳しくスキンケアと外用薬を使う要領を話して帰し，その1週間後の再診である．患児は湿潤し始めていた顔面の皮疹も，躯幹にみられた厚着による汗疹様皮疹も，四肢の乾燥と丘疹，そして全体としての痒みも，一見かなり改善しているが，何か物足りないのである．本来もっと改善して，紅斑も目立たないことを期待していた．そこで「1日何回塗っているの」「1回です」「エ！1日2回といったはずだけど」「でも治ったから」「治ったかどうかは私が決めることだよ」「でも母が」．ここで母親の後ろにいた50代後半と思しき太り気味の母親(祖母)が目の前に現れた．「先生．薬を塗り始めて2日目には治ったから止めさせました．あまり効いたから薬局が薬を間違えたかと思ったのですが」「冗談でしょ，私が赤ちゃんの症状にあった薬を処方して，使い方をよく説明したからだよ．今までのやり方がよくなかったわけです」「でも，治ったのにまだ塗るのですか！」「治ったってなぜわかるの，あなたお医者さん？」「いいえ，でも肌はきれいになったから」．あきれて祖母との問答を止めて，母親に「次の診察までキチンと塗りなさい，といったでしょ」というと「でも母が」というわけです．外用薬の処方は『顔面：キンダベート®軟膏＋ヒルドイド®ソフト軟膏・等量混合，身体・四肢はロコイド®軟膏＋ヒルドイド®ソフト軟膏・等量混合』．外用前のスキンケアは，それまで使われていたプロペト®を中止させ，キュレル®薬用ローションとした．その効果は予期したとおりであったらしい．しかし，母親にとっては週1回会う主治医(筆者)よりは，朝から晩まで身近にいて，患児の世話から一

家の食事まで面倒をみてくれる母親のいうことのほうが重みがあったわけである．地方の診療所ではなくて，都心・麻布の愛育病院（2015年3月より同クリニックと改称）皮膚科，しかも分娩も当院でしたシックでモダンにみえる母親であるが，守護霊のごとく確信に満ちたその母親（祖母）が取りついていたのである．再び1週間後の再診予約を「次回までは，説明どおりに手当てしてください．その時に皮膚にみられる症状を診て，次の薬を決めたいので」と話したうえで診療を終わった次第である．今後の展開はどうなるか，筆者にはわからないことになったのである．

　現在では，不十分な治療を行っていると，アトピー性皮膚炎の病状が，頑固なアトピー性皮膚炎に移行しがちなので，早期に適当な対応をすることが勧められている．しかし，成人とは異なり，低年齢の患者は自分では治療を行うことはできない．そこで実際の診療の場では，乳幼児の診療は，養育者（主に母親）に時間をかけて説明を行い，母親の手を借りて治療が行われることになる．成人の治療とはまったく次元が異なるのである．その母親に，医療者の考えている治療の内容と意味を十分に理解してもらえるように指示・説明することがいかに難しいかは，母親に伴われた小児の疾患の診療に携わるものは身に沁みてわかっているはずである．しかし，数十分かけてこれを行っても「皮膚科特定疾患指導管理料がいただけない」ように決められているのである．成人のアトピー性皮膚炎では可なのであるが，当初請求可能であったものが数年後には取り消されてしまったのである．

臨床例から

　埼玉県の某所から紹介されてきた乳児のアトピー性皮膚炎（重症例）である（a）．両親は，数ヵ所の医師を訪ねたがひどくなるばかりで，某医（小児科）が見かねて紹介してきた．ステロイド外用薬も，すでに各種投与されていたが効果がない．

　そこで，「3日目には別人のように可愛くなるから説明どおりに手当てしなさい」と話して，上述の身体の処方を，この例では重症な顔面も含めて使用させ，3日目に受診させた．父親に毎日経過を撮影させたので，2日目ですで

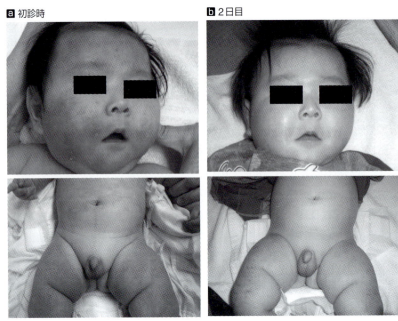

図 紹介されてきた乳児のアトピー性皮膚炎(重症例)
(口絵 p. iii)

にまったく別人のように軽快しているのがわかる(図b)．他医で使われていたステロイド外用薬と同じでも，効果がまったく異なったことにはいくつか理由がある．その要因は「医療従事者と患者(ここでは母親)がコミュニケーションをとり，新たな物語を生み出すことが最良の医療につながる」[1]，というキーポイントにあるわけである．

▼ ステロイド外用薬処方時のポイント

要するに，小児・妊産婦に対するステロイド外用薬は，現在あまり注意されることなく「弱めのステロイド外用薬が，適当に使われている」のが実情のように思われる．また，「弱いものを使うといって養育者を安心させ，よくなったら止めるように，と症状の判定を養育者にまかせる」ということで，面倒

な説明を省き診察時間を短縮できる，ということもあり得る．その結果，アトピー性皮膚炎の治療がうまく行かず，ステロイド外用薬を用いることへの不安，忌避感は消えることなく続き，結果は病変の遷延・慢性化，ひいては医療費の高騰につながるわけである．

　ここで小児(乳幼児)に対してステロイド外用薬を使う場合のコツをまとめておくことにする．

① 　初診時には(症状が最悪の場合)，皮膚病変の程度に対応する最強ランクのステロイド外用薬を選ぶ．
　　条件：使用する部位，塗り方，使用量，回数/日，期間，を入念に指示する．再診日時をできるだけ1週間以内にさせる．たとえ症状が明らかに軽快しても再診時までは使用させる．

② 　再診時に改善を確認できたら，ステロイド外用薬のランクを1段階下げる．
　　条件：ほぼ①と同じだが，再診日は2〜3週間後にしてよい．その間は条件を勝手に変更させない．

③ 　②で再燃・悪化がなければ，ステロイド外用薬のランクをさらに1段階下げる．その段階にあたるステロイド外用薬がなければ条件を変える．
　　条件：朝夕の外用は続けるが，昼間にも使用させている場合には，その回数を再診時ごとに減らして行く．ただし一度に昼間の回数を0にはしない．再診日は②に準ずる．

④ 　③に至っても再燃・悪化の傾向がなければ，基本的に使用を続けているスキンケア用品は，その後も長期間使用を続けさせながら，②または③で使用させていたステロイド外用薬を数日に1日(あるいは1回)使用を続けさせる．

⑤ 　スキンケアの重要性はいうまでもなく，ステロイド外用薬とまったく同様に注意深く指導しなければならないが，ここでは参考文献をあげておくこととする[4,5]．

⑥ 　アトピー性皮膚炎であるから，当然プロトピック®軟膏が考えられるが，乳幼児・妊産婦では禁忌である．あわてずとも，乳幼児も妊産婦も，やがてはその時期を過ぎて使えるようになるわけである．

皮膚病の特徴は，「医学的知識がなくとも誰でもみえるし，触れることにある．したがって，必要があれば自ら受診し，治療できる」ことである．では乳幼児のそれはと考えれば，「自分ではまったく認識できず．また，治療もできない．そこに養育者（多くは母親）が介在し，その思い込みに治療が左右されるので，効果も一定しない」わけである．この課題に対応するには，医療者側は可能な限り頻繁に診察し症状の推移を知るべきである．また，養育者を取り巻く人物を把握し，不可解な者がいれば，その影響を排除する必要もある．さらには，養育者の疑問を早く把握して解決するように努めることが必要になる．これは，自分の体調に極端に気をつかうようになる妊産婦，育児に神経を使う授乳婦でも，いずれも一時的ではあるが，特殊な環境にあるという意味で乳幼児期の診療と同様である．したがって，この時期のアトピー性皮膚炎患者の主治医となる者は心して診療にあたる必要があろう．

（山本一哉）

文献

1) 有田悦子：薬の効果を最大限に活かすために：薬剤師としてぜひ高めたいコミュニケーション能力．薬局，63：3519-3523, 2012.
2) おくすり110番〜病院の薬がよくわかる，ホームページ．Website URL：〈http://www.jah.ne.jp/~kako/〉
3) 塩野義製薬㈱医薬情報センター：妊婦，産婦，授乳婦等への使用．フルメタ軟膏，フルメタクリーム，フルメタローション添付文書．p1-3, 2013年2月改訂（第10版）．
4) 山本一哉：スキンケア用品．こどものアトピーによくみる50症状─どう診て・どう対応するか（増訂版）─．p20-26, 南山堂, 2004.
5) 山本一哉：日常のスキンケアとくらし方．子どもの皮膚トラブルとのつきあい方─アトピー性皮膚炎を中心に─DVD付き．p36-61, 日本小児医事出版社, 2012.

2 小児

 KEY POINTS

- 小児のアトピー性皮膚炎の治療においては,年齢など患児の成長も考慮し,ステロイド外用薬の強さや使用量を選択する.

- 小児に対するステロイド外用薬の使用時には,体重当たりの体表面積が成人に比べ大きい点などを考慮し,副作用の発現に留意する.

- 治療においては,患児とともに,その家族の果たす役割も大きく,良好な医師-患児・家族関係が,適切なステロイド外用薬の使用など良好な治療に不可欠である.その構築には,十分な説明が必要である.

　本稿では小児におけるステロイド外用療法について述べるが,小児の定義については,「小児を成長や発達の途上にあるヒトと考えると,小児期は受精卵から始まり出生を経て成熟に至るまでの期間をいう」とあり,成人に至るまでの新生児期(生後28日以内),乳児期(生後1年未満),幼児期(生後1〜6年),学童期(生後6〜12年),青年期(生後12年以降)からなる.乳幼児のステロイド外用治療に関しては前項に詳細があるため,本稿では主に学童期と青年期のステロイド外用治療について述べる.

　成人の治療と異なる点としては,小児期の皮膚の特徴を理解しステロイド外用薬を副作用に中止しつつ適切に使用する点と,医師-患児関係だけでなく,特に若年者であればあるほどその家族との関係も重要となる点がある.またこの期間は,患者自身も肉体的にも精神的にも劇的な成長を遂げ,親や他者との人間関係も徐々に複雑化する期間であり,治療に関してもその主体が通常は親から患者本人に移行していくこととなり,患児および家族への配

慮が必要である．

 ## 小児の皮膚

　皮膚は表皮と真皮からなるが，皮膚のバリア機能や薬剤の経皮吸収において重要な部位である表皮は，新生児においても構造的には比較的成熟している．しかし，細胞個々が小さく薄いため表皮全体も角質層も成人に比べ厚さが薄くなっている．また成人に比べ，自然保湿因子が少なく，角質水分含有量，経表皮水分喪失が多いため，生理的にドライスキンになりやすい特徴をもつ．また，年少児では体重当たりの体表面積が成人に比べると大きいという特徴も有する．これらの特徴のため，後に述べるように成人に比較するとステロイド外用薬の副作用が発現しやすいと考えられ，注意が必要である．

 ## 小児アトピー性皮膚炎の特徴

　乳児期には顔面から頸部の乾燥性の発疹を特徴とし，発症後しばらく続いた後に自然に軽快または治癒する症例もあるが，一部は幼児・学童期にわたり持続する．幼児期から学童期にかけて持続した症例でも，乳児期に比べると皮膚症状は軽症化する症例が多いが，頸部や腋窩，肘窩，膝窩，鼠頸部，手首，足首などの屈曲部の皮疹が典型的となる．思春期以降になると性ホルモンの影響で皮脂の分泌が増加し，脂漏やざ瘡も生じ，皮疹は多彩となり，学童期の四肢の屈曲部などの皮疹に加え，顔面の皮疹が再び増えてくる．

　小児期の皮膚のバリア機能の異常により，さまざまなアレルゲンの経皮感作が成立し，喘息や鼻炎・花粉症，食物アレルギーなど種々のアレルギー疾患の発症に寄与する可能性が報告されており，小児期のアトピー性皮膚炎による皮膚のバリア機能障害や免疫異常を治療により適切にコントロールすることが，その後の種々のアレルギー疾患の発症を抑制する可能性も考えられており，アトピー性皮膚炎（AD）治療の意義という点で非常に興味深い点である．

小児アトピー性皮膚炎に対するステロイド外用療法の実際

　ADの治療は，①原因・悪化因子の検索・対策，②皮膚機能異常の補正（スキンケア），③薬物療法からなり，薬物療法の中でもステロイド外用療法は皮膚の炎症を抑制するために基本となる薬剤である．小児においても，ADに対するステロイド外用療法の原則は成人と同様，皮疹の重症度や部位に応じて，適切な強さのステロイド外用薬を適切な量と頻度で使用することである．

　ステロイド外用薬の強さについては，日本皮膚科学会のアトピー性皮膚炎診療ガイドライン[1]では，乳幼児・小児においては原則として皮疹の重症度が重症あるいは中等症では成人の場合よりも1ランク低いステロイド外用薬を使用し，効果が得られない場合は十分な管理下で高いランクのステロイド外用薬を使用することが推奨されている（表1）．また，日本アレルギー学会

表1 皮疹の重症度とステロイド外用薬の選択

	皮疹の重症度	外用薬の選択	乳幼児，小児
重症	高度の腫脹/浮腫/浸潤ないし苔癬化を伴う紅斑，丘疹の多発，高度の鱗屑，痂皮の付着，小水疱，びらん，多数の掻破痕，痒疹結節などを主体とする	必要かつ十分な効果を有するベリーストロングないしストロングクラスの外用薬を第一選択とする．痒疹結節でベリーストロングクラスでも十分な効果が得られない場合はは，その部位に限局してストロンゲストクラスを選択して使用することもある	ストロングクラス以下のステロイド外用薬を第一選択とする＊
中等症	中等度までの紅斑，鱗屑，少数の丘疹，掻破痕などを主体とする	ストロングないしミディアムクラスのステロイド外用薬を第一選択とする	ミディアムクラス以下のステロイド外用薬を第一選択とする＊
軽症	乾燥および軽度の紅斑，鱗屑などを主体とする	ミディアムクラス以下のステロイド外用薬を第一選択とする	ミディアムクラス以下のステロイド外用薬を第一選択とする
軽微	炎症症状に乏しく乾燥症状主体	ステロイドを含まない外用薬を選択する	ステロイドを含まない外用薬を選択する

＊成人の場合より，1ランク低いステロイド外用薬を選択する．ただし，効果が得られない場合は十分な管理下で高いランクのステロイド外用薬を使用する．
　顔面には原則としてミディアムクラス以下のステロイド外用薬を使用する．

（文献1より一部，改変）

のアトピー性皮膚炎診療ガイドライン[2]では，より理解しやすいような図で記載されている(p.108 図1)．しかし，いずれのガイドラインにも紙面上の限界があり，小児期という期間を大きくまとめざるを得ず，さまざまな症例を経験する臨床の現場では，個々の症例の皮疹の重症度や治療に対する効果を経時的に評価し，ステロイド外用薬の選択を行っていくことが重要である．一方，ステロイド外用薬の使用量に関しては，成人と同様，Finger Tip Unit (FTU)を目安に使用するのが有用である．1FTUとは径5mmのチューブから押し出される成人の人差し指の指腹側末節部にでる軟膏量で，これはおおむね0.5gに相当し，成人の両手掌がカバーできる．これに，日本アレルギー学会のガイドラインに記載されている外用量の目安(図1)なども参考に使用量を調整するが，これは海外で報告されたものであり，日本人ではやや少なめ

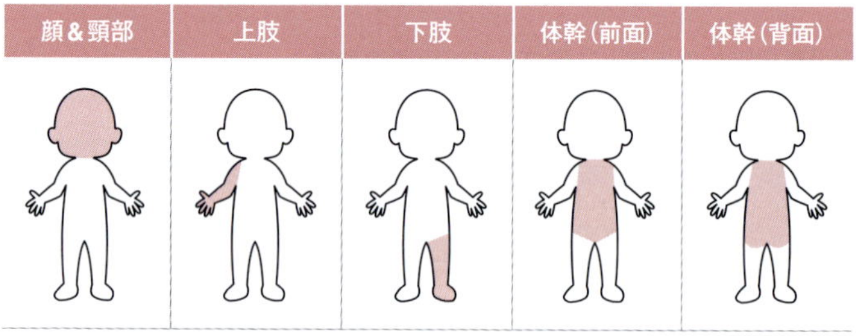

軟膏使用量FTU（1FTU＝0.5g）

小児	顔＆頸部	上肢	下肢	体幹（前面）	体幹（背面）
3〜6か月	1（0.5g）	1（0.5g）	1.5（0.75g）	1（0.5g）	1.5（0.75g）
1〜2歳	1.5（0.75g）	1.5（0.75g）	2（1g）	2（1g）	3（1.5g）
3〜5歳	1.5（0.75g）	2（1g）	3（1.5g）	3（1.5g）	3.5（1.75g）
6〜10歳	2（1g）	2.5（1.25g）	4.5（2.25g）	3.5（1.75g）	5（2.5g）
成人	顔＆頸部	上肢（腕＆手）	下肢（大腿〜足）	体幹（前面）	体幹（背面）
	2.5（1.25g）	3＋1（2g）	6＋2（4g）	7（3.5g）	7（3.5g）

図1　ステロイド外用量の目安(FTU)

（文献2より転載）

に外用するのがよいと記載されている.

　副作用については,小児では,成人と比較すると,先ほど述べたように体重当たりの体表面積が大きく,ステロイド外用薬の経皮吸収が多くなりやすい特徴があり,副腎機能抑制などの全身性の副作用の出現に注意が必要である.したがって,皮膚の炎症がひどい急性期や増悪時には,皮疹のコントロールのため短期間は薬効が強いランクのステロイド外用薬を使用し,皮疹のコントロールがついた維持期には,より弱いランクのステロイド外用薬などに変更することが重要である.一方,ステロイド外用薬の局所的副作用としては,成人と同様,皮膚萎縮,毛細血管拡張,ステロイドざ瘡,感染症の惹起・増悪などがあり注意を要する.しかし,ステロイド外用薬の副作用への意識の高さを反映してか,成人に比較すると小児の方が局所的副作用の頻度が少ないという報告もある[4].

　ステロイド外用薬の皮膚の炎症抑制効果については異論がなく,小児ADの治療においても,とくに重症例の治療においては基本となるものであるが,ステロイド外用薬単独でも小児ADの治療は成り立たない.とりわけ,小児はドライスキンになりやすいため保湿剤の併用や,ステロイド外用薬の副作用軽減のためにも2歳以上の小児では免疫抑制剤であるタクロリムス軟膏(小児用 0.03%)などを組み合わせて使用することが必要である.特に近年は,寛解導入後の維持期には週に2～3回タクロリムス軟膏外用を続け皮疹の再燃を抑える,プロアクティブ療法が提唱されている.

小児アトピー性皮膚炎のステロイド外用治療における患児・家族との関係

　小児を含めADの治療において,ステロイド外用薬はもっともエビデンスが高く,ガイドラインでもその使用が推奨されている.しかし,学童期から青年期にかけてはその対象が患児だけでなくその家族も含まれ,また,一時に比べるとその影響は少なくなったとはいえ,ステロイド忌避やアトピービジネスなどのこれまでの社会的背景も関与し,適切な使用を行うのは小児症例では成人の症例に比べると,ハードルを高く感じることもある.しかし,

治療により症状が改善し元気に来院した患児をみると，成人とはまた違った点で医療者が癒されることもある．必要に応じて多少時間がかかっても，良好な医師-患児・家族関係を築くことが，ステロイド外用治療を含めたAD治療につながると思われる．以下にその際にポイントとなる点について，筆者の経験や参考文献[3]からいくつか列挙する．

❖ ステロイド忌避

マスコミによるステロイドバッシングはほぼ収束したが，インターネットの普及などの社会背景により，患児や家族はより容易に多くの情報を得られるようになった．その情報のなかにはアトピービジネスに関連したものを含め，いまだ誤ったステロイド外用薬の副作用に関する情報もあり，これらの規制はほぼ不可能となっている．したがって医学界においては科学的根拠が重視されるようになってきた現在においても，ステロイド忌避の患者はいまだ根強く存在する．特に小児の場合は家族が子どもを心配する気持ちが強いために，より副作用に過敏になる傾向がある．ステロイド忌避といっても，その背景は治療歴のない患者やこれまでステロイド外用治療を行ってきてコントロールが得られなかった患者までさまざまである．これまで治療歴がない患者の場合は，誤った情報の間違った点やステロイド外用薬の科学的根拠を丁寧に時間をかけて説明すればうまくいくことも多い．一方，これまでの治療にかかわらず症状のコントロールができなかった症例については，うまくコントロールできなかった原因を分析し，その理由を説明することが必要となり，十分な医師-患児・家族関係を築くまでに時間を要することもしばしば経験される．その際は，「ステロイドを使わないと治らない」などといきなり指摘してもお互いに衝突するのみで，まずは患児やその家族の思いを十分に傾聴し，少しずつ時間をかけて解決していくことが必要となる．また，近年は経皮感作による食物アレルギーの発症も指摘されており，ステロイド外用薬を使用せずに皮膚炎が持続し，バリア機能が破綻した状態でいることにより他のアレルギー疾患の発症のリスクも懸念される点など，使用しなかった際のリスクの説明なども行うのも一つである．

❖ 外用療法の具体的な患児・家族への説明

　医師にとっては慣れている行為である外用療法も，患児や家族にとっては初めての経験であることが多い．そういった外用治療に不安をもっている症例に対しては，最初はFTUやどのぐらいの発疹にはどの程度の強さのステロイド外用薬を使用するのかを実際の患児の皮疹をみて提示するなどより具体的な指導が必要である．また，「よくなったら外用するのを中止してください，あるいは弱いステロイド外用薬に変更してください」と言っても，患児・家族には判断しづらい場合もあるので，最初は通院間隔を短くして，治療効果を評価し，その都度指導することが必要になることもある．その後，順調に経過し，徐々に患児・患者の判断で外用治療を行えるようになれば，医療者に過度に依存することなく，また患児・家族にも自信がつくこととなる．

❖ 幼児期から学童期

　この期間の子どもでは，嫌がって薬を塗らせなくなったり，また，親にとって薬を塗る手間が面倒になるなどの要因により外用治療が不十分になることがある．皮膚症状が改善した際は，患児や家族にステロイド外用治療により皮膚症状が良くなっていることを具体的に伝え，その効果の認識ときちんと外用できたことを賞賛するなどして，外用治療への前向きな印象を持続させるなどしている．患児に対しては，きちんと外用治療ができた際にはスタンプやシールをカレンダーにつけるなどの工夫することが有用なこともある．

❖ 思春期以降

　この年代になると，これまで家族が主体であった疾患への理解や実際の外用療法の実施が患児本人になってくるため，ADの病態やステロイド治療の必要性，治療ゴール，具体的な外用方法などを再度患児本人に説明する．患児は，同級生や家族に外用しているのを見られるのを嫌がったり，反抗心のためステロイドを含めた外用治療が不十分になることがある．そのため，これまで親に行ってきたのと同様，患児本人の外用がうまくいけばその成果を賞賛し，患児本人の自立を促す．家族には，過度に治療に介入したり，まったく関与しなくなるのではなく，適切な治療を継続できるようなサポートを

する役割を果たしてもらう.

(三木田直哉／古川福実)

文献

1) 古江増隆ほか:日本皮膚科学会アトピー性皮膚炎診療ガイドライン作成委員会:アトピー性皮膚炎診療ガイドライン. 日皮会誌, 119:1515-1534, 2009.
2) 片山一朗・河野陽一 監「アトピー性皮膚炎診療ガイドライン2012」作成委員会:アトピー性皮膚炎診療ガイドライン2012, 協和企画, 2012.
3) 加藤則人:小児アトピー性皮膚炎の治療アドヒアランスを高めるために. J Enviromen Dermatol Cutan Allergol, 8:143-146, 2014.
4) Furue M, et al:Current status of atopic dermatitis in Japan. Asia Pacific Allergy, 1:64-72, 2011.

3 成　人

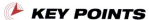

- 皮疹の部位と皮疹の重症度からステロイドのランクを選択する．
- 顔面や頸部の皮疹には一般的にミディアムクラス以下のステロイド外用薬を選択する．
- 頭部の皮疹にはローション基剤が有用である．
- 外用療法のアドヒアランスを向上させるよう配慮することが大切である．

　アトピー性皮膚炎は年代によって特徴的な皮疹の分布を示すことが多い．成人期のアトピー性皮膚炎では，顔面や頸部，頭部を含む上半身の広い範囲に皮疹がみられ，浸潤性紅斑や苔癬化，痒疹などの慢性病変がみられる割合が増えてくる[1]．本項では，皮疹の部位あるいは皮疹の種類から，成人のアトピー性皮膚炎のステロイド外用療法の実際について解説する．

体幹・四肢の皮疹に対する重症度ごとのステロイド外用薬の選択

　ステロイド外用薬は優れた抗炎症作用を持ち，アトピー性皮膚炎の治療の主体である[1]．その一方で，長期使用に伴う皮膚萎縮などの副作用にも配慮が必要で，たとえば健康ボランティアの前腕に0.05％プロピオン酸クロベタゾールクリームや0.1％吉草酸ベタメタゾンクリームを1日2回連日6週間外用したところ，皮膚のひ薄化がみられたと報告されている[2]．したがって，体幹や四肢の皮疹に対しては，個々の皮疹の重症度に応じて十分に炎症を鎮

静できて，しかも必要以上に強くないランクのステロイド外用薬を選択し，安全性を担保しながら症状を十分に軽快させることを目指す．もちろん，皮疹が軽快したらステロイド外用の頻度を減らす，ランクを下げる，あるいはタクロリムス外用薬に切り替えるなどの方策をとるのは，他の年代や部位に共通することである．

日本皮膚科学会によるアトピー性皮膚炎診療ガイドラインでは，個々の皮疹の重症度からステロイド外用薬のランクを決める基準が記されている（表1）[1]．すなわち，炎症症状に乏しい軽度の乾燥のみがみられる場合には，ステロイド外用薬を使用せず保湿剤のみの外用を行う．乾燥症状に加えて，軽度の紅斑がみられる場合や，アトピック・ドライスキンとよばれる鱗屑を主体とし触診でザラザラした変化を触れる場合には，その部位にミディアムクラス以下のステロイド外用薬を用いる．中等度までの紅斑，鱗屑，少数の丘疹，掻破痕などを主体とする場合には，ストロングないしミディアムクラスのステロイド外用薬をまず用いる．高度の腫脹，浮腫，浸潤ないし苔癬化（図1）を伴う紅斑，丘疹の多発，高度の鱗屑，多数の掻破痕，痒疹結節（図2）あるいは痂皮の付着，小水疱，びらんなど，炎症が強い急性期の皮疹や慢性に

表1 成人を対象とした皮疹の重症度とステロイドのランクの選択のめやす

	皮疹の重症度	外用薬の選択
重症	高度の腫脹/浮腫/浸潤ないし苔癬化を伴う紅斑，丘疹の多発，高度の鱗屑，痂皮の付着，小水疱，びらん，多数の掻破痕，痒疹結節などを主体とする	必要かつ十分な効果を有するベリーストロングないしストロングクラスのステロイド外用薬を第一選択とする．痒疹結節でベリーストロングクラスでも十分な効果が得られない場合は，その部位に限定してストロンゲストクラスを選択して使用することもある
中等症	中等度までの紅斑，鱗屑，少数の丘疹，掻破痕などを主体とする	ストロングないしミディアムクラスのステロイド外用薬を第一選択とする
軽症	乾燥および軽度の紅斑，鱗屑などを主体とする	ミディアムクラス以下のステロイド外用薬を第一選択とする
軽微	—	炎症症状に乏しく乾燥症状主体ステロイドを含まない外用薬を選択する

（文献1より引用）

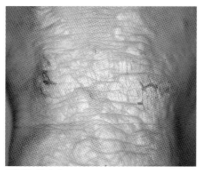
図1 苔癬化
（口絵 p.ⅲ）

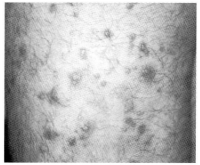
図2 痒疹
（口絵 p.ⅲ）

経過した頑固な皮疹に対しては，必要かつ十分な効果を有するベリーストロングクラスを用いる．ベリーストロングクラスでも十分な効果が得られない痒疹結節へは短期間，ストロンゲストクラスを使用することもある[3]．

　ステロイド外用薬の基剤については，クリームやローションは乾燥を助長する可能性があり，掻破痕には刺激感のもとにもなるので，軟膏を選択するのが一般的である．しかし，夏期にはアドヒアランスを考慮して，掻破痕やびらんのない紅斑や丘疹に対してクリーム基剤を選択することもある[3]．また，苔癬化した皮疹や痒疹結節に対しては，ステロイドを含有したテープ剤が奏効することもある[1]．

　ステロイドを外用した後に，古典的外用薬である亜鉛華軟膏や亜鉛華単軟膏を厚く伸ばした布を貼付する重層療法は，ステロイド外用薬の経皮吸収を高めるのに加えて，掻破による悪化の防止，亜鉛の抗菌作用や消炎作用などによって苔癬化や痒疹などの慢性皮疹，びらんを呈する急性病変にも有効なことが多い．また，四肢の慢性皮疹には，ミディアムクラスのステロイドクリームを外用した後に，微温湯で湿らせ軽く絞ったガーゼや布性チューブで覆い，さらに乾いたガーゼや布性チューブで覆うwet dressingが奏効することもある[4]．ただし，重症アトピー性皮膚炎の小児に全身へのwet dressingを行ったところ，7日後の測定で副腎抑制がみられたとの報告[5]がみられるなど，テープ剤，重層療法，wet dressingのようなステロイド外用薬の経皮

吸収を高める療法を行う際は，局所性副作用に加えて全身性副作用の可能性にも留意し，範囲と期間を最小限にする配慮が必要である．

 顔面・頸部の皮疹

顔面や頸部は，成人アトピー性皮膚炎の好発部位である．顔面・頸部の皮膚は薄く，毛包が多く経毛包性吸収も増加するため，ステロイド外用薬の吸収がよく，効果が得られやすい．その一方で，皮膚萎縮や毛細血管拡張などの副作用が出現する可能性や，特に眼瞼周囲では眼圧上昇の可能性にも配慮する必要がある．したがって，顔面や頸部の皮疹に対しては，一般的にミディアムクラス以下のステロイド外用薬を選択する[1]．1〜2週間程度のステロイド外用で軽快した後に，皮膚萎縮や眼圧上昇の懸念のないタクロリムス軟膏に切り替えるようにするのが基本的な方策である．苔癬化の強い皮疹に対しては，より強いランクのステロイドを慎重に短期間用いることもあるが，その場合も軽快とともに速やかにタクロリムス軟膏に切り替える．やむを得ずステロイド外用薬の使用が長期におよぶ際には，皮膚萎縮や毛細血管拡張，酒さ様皮膚炎など局所性副作用の出現に細心の注意を払うとともに，眼科に紹介して定期的に診察と眼圧測定などの検査をしてもらうようにする．

 頭部の皮疹

成人のアトピー性皮膚炎では，被髪頭部も好発部位である．前述の顔面や頸部と同様にステロイド外用薬が経皮吸収されやすい部位であり，ランクの決め方は顔面や頸部に準じて低めのランクから始めるのが一般的である．しかし，被髪頭部は，触りやすく，皮下脂肪組織が少ないことなどから，掻破などの外傷の刺激を受けやすく，慢性化して苔癬化や痒疹結節を呈することもある．そのような慢性皮疹には，適宜ランクの強いステロイドを短期間用いることがある．基剤については，軟膏は使用感の点で被髪頭部には敬遠されがちであり，ローションやクリームのステロイド外用薬を用いるのが一般的である．ローションは，水中油型で水相部分が大きく乳白色の外観を呈す

表2 おもなステロイドローションの基剤

乳液状	・アンテベート®ローション ・トプシム®ローション ・パンデル®ローション ・リンデロン®Vローション ・リドメックスコーワローション
溶液型	・デルモベート®スカルプローション ・フルメタ®ローション ・ネリゾナ®ソリューション ・フルコート®ソリューション

る乳剤性ローションと,アルコール類と水を主体とし透明な外観を呈する溶液性ローションがある(表2)[6].乳剤性ローションは溶液性ローションに比べて粘稠で液垂れしにくい.反対に,溶液性は乳剤性に比して流動性が高いため伸びがよく,冷却感がある一方で,掻破痕やびらん面に外用すると刺激感や疼痛のもとになる.それぞれの特徴と皮疹の状態,患者の好みなどを勘案して,どちらのローションを選択するかを決めるのが望ましい.

また,頭皮の皮疹は,触り癖や痂皮をめくるなどの物理的な刺激で難治化していることが少なくない.ステロイド外用薬の効果が期待した通りに得られない場合には,ステロイドのランクを上げる前に,「かさぶたをむしっていませんか?」「無意識に触っていませんか?」などと質問して本人の気づきを促し,もしそのような行為がある場合には,「痒くて掻くのは我慢できないけど(と痒みによる掻破を受容した後に),かさぶたをめくっているのに気づいたときにはやめるようにしましょうか」と提案するようにしている.

アドヒアランスへの配慮

アトピー性皮膚炎の治療効果を高めるためには,医療者は単に薬剤を処方するだけでなく,治療アドヒアランスを向上させるよう配慮することが求め

られる.養育者がステロイド外用薬を塗ってくれた小児期と異なり,成人期になると自分で外用しないといけない場合が少なくない.また,学業や仕事,家事,育児などのため,外用療法や通院などアトピー性皮膚炎の治療のために割ける時間が限られてくる.成人アトピー性皮膚炎患者の治療のアドヒアランスを高めるためにまず必要なことは,患者自身がアトピー性皮膚炎の病態とステロイド外用薬をはじめとする治療の意義や副作用の可能性,具体的な治療方法を理解することである.初診時には,医師─患者間の信頼関係を構築したうえで,具体的でわかりやすい説明と質問への誠意ある返答を心掛ける.とりわけ重要なポイントとして,ステロイド外用薬に対する過度の不安を軽減させることと,「良好な状態にコントロールされた状態が続くと薬物療法をしなくていい状態になることも期待できる」というアトピー性皮膚炎の治療のゴールを提示したうえで,ゴールに向かうために達成すべき目標を具体的に段階的に提示することである[1,7].

患者は,医師が期待するよりも短い期間しかステロイド外用薬を塗らない傾向があるため[8],十分に軽快するまで外用することの重要性と,具体的な外用期間や皮疹がどのような状態になったら外用回数を減らす,などの目安をわかりやすく説明してから次回の再診日を決めるようにする.このときに,「いい状態を見せてもらうのを楽しみにしています」という気持ちを伝えると効果的である.また,治療に関する自己効力感を高めるために,初診時には十分な効果が期待できるステロイド外用薬を処方し,再診時には症状が軽快した事実を共有するとともに,外用を継続した努力をねぎらい,成果を賞賛するようにする[7].

（加藤則人）

文献

1) 古江増隆ほか：日本皮膚科学会アトピー性皮膚炎診療ガイドライン作成委員会.アトピー性皮膚炎診療ガイドライン.日皮会誌；119, 1515-1534, 2009.

2) Korting HC, et al : 0.25% prednicarbate cream and the corresponding vehicle induce less skin atrophy than 0.1% betamethasone-17-valerate cream and 0.05% clobetasol-17-propionate cream. Eur J Clin Pharmacol ; 42 : 159-161, 1992.

3) 日本アレルギー学会：アトピー性皮膚炎ガイドライン専門部会：アトピー性皮膚炎診療ガイドライン2012 第8章 アトピー性皮膚炎の薬物療法（片山一朗, 河野陽一監修）, 協和企画, 東京, p.61-80, 2012.
4) Bingham LG, et al : Wet dressings used with topical corticosteroids for pruritic dermatoses. A retrospective study J Am Acad Dermatol, 60 : 792-800, 2009.
5) Wolkerstorfer A, et al : Efficacy and safety of wet-wrap dressings in children with severe atopic dermatitis : influence of corticosteroid dilution. Br J Dermatol, 143 : 999-1004, 2002.
6) 大谷道輝：皮膚外用剤の剤型. スキルアップのための皮膚外用剤Q&A, 南山堂, p.33-34, 2005.
7) 加藤則人：アドヒアランスから考える外用薬の現状. Progress in Medicine（印刷中）.
8) Zuberbier, et al : Patient perspectives on the management of atopic dermatitis. J Allergy Clin Immunol, 118 : 226-232, 2006.

4 妊婦・授乳婦

KEY POINTS

- 妊娠中はアトピー性皮膚炎が増悪しやすく，ホルモンや免疫機能の変化が一因とされる．

- 強いランクのステロイド外用薬を妊娠中，長期に，一定量以上外用した場合の胎児発育への影響が指摘されている．

- 妊婦へ強いランクのステロイド外用薬の胎児への影響を強調し，不安をあおるような説明は避けるべきと考える．

- 妊婦では，症状にあわせて，まめにステロイド外用ランクを調整することが必要だろう．

妊婦・授乳婦とアトピー性皮膚炎

アトピー性皮膚炎は妊娠中の皮膚病の36〜49％を占めるとされ，妊婦において，もっとも頻繁にみられる皮膚病の1つとされる[1-4]．妊婦で症状が出現しやすい部位としては，四肢屈側があるが[5]，体幹も稀ではない[2]．他にもより頻度が少ないが，生じ得る部位としては，毛包，顔面，手掌，足底，乳輪，乳頭があげられている[6]．

妊娠がアトピー性皮膚炎の病勢にどのような影響を与えるかについては一概にはいえないが，妊娠するとむしろ増悪することが多いのではないか，とされている．アトピー性皮膚炎患者での妊娠経験者23人のアンケートや面接では，61％にあたる14人が妊娠中の増悪を経験したと報告されている[7]．また，別の報告では同様に50人中，52％にあたる26人が妊娠中に増悪したと答え，24％にあたる12人が改善したというものもある[8]．いずれも過半数で

増悪している．

　妊娠により皮疹が増悪する機序の詳細は不明であるが，妊娠に伴うホルモンや免疫機能の変化により，瘙痒が増す可能性などが指摘されている．免疫については，妊娠中は胎児という異物を母親が免疫学的に拒絶することがないよう，感染症など外的異物を察知し排除するのに有効で，細胞性免疫に重要なTh1系の免疫反応は抑制され，Th1と対極にあり，アレルギー反応と関連の深いTh2系免疫反応が強くなるといわれる[9]．アトピー性皮膚炎はTh2系の皮膚疾患なので，Th2系優位になる妊娠中は皮疹が増悪しやすいとも考えられる．

　この他，分娩後にみられる手湿疹の増悪は乳児のケアに伴い，オムツや他の刺激性物質に頻回に触れるためと言われている[10]．授乳婦においては，およそ2％が乳輪，乳頭部に湿疹性の病変を生じるとされ，その半数にアトピー性皮膚炎があるとされる[11]．

ステロイド外用薬の妊婦へ影響の検討

　アトピー性皮膚炎に限らず，妊婦のあらゆる皮膚病にステロイド外用薬は使用される．そのため，ステロイド外用薬の胎児への影響の検討も多数あるが，エビデンスレベルはいずれも低く，確定的なことは言えないのが現状である．わが国のステロイド外用薬の添付文書では，動物実験において催奇形性が認められたとする報告や，安全性が確立していないことを記載の上，妊婦または妊娠している可能性のある婦人に対しては大量または長期にわたる広範囲の使用を避ける，または，ストロンゲストクラスであれば，使用しないことが望ましいと記載されている．米国FDA薬剤胎児危険度分類基準においてもステロイド外用薬は内服ステロイド同様，カテゴリーC（動物実験で催奇形性が認められるが，ヒトでは明らかでない場合，または動物，ヒトともに情報がない場合）に分類されており[12]，危険性を否定できないとされている．一方で前述のように，妊娠中はアトピー性皮膚炎が増悪しうることから，使用しないことはありえない．そこで，海外のガイドラインやシステマティックレビューを概観することで，妊婦におけるステロイド外用薬の

影響がどのようにとらえられているのかを次項でまとめた．ちなみに海外と日本で，ステロイドランクの記述は異なっているので，わかりやすいようにvery potent=strongest, potent=very strong, moderate/mild=strong/mediumと訳したことをお断りしておきたい．

システマティックレビュー[13]，コクランレビュー[14]には既報告での，データー収集の方法，異常の定義，対象集団などに統一性がなく，そのため，メタ解析は行なえず，エビデンスレベルも低いため，確定的なことは言えないと記述されている．ただし，その中にあっても，ストロンゲストクラスのステロイドを大量に外用した場合には胎児発育への影響から低出生体重児のリスクが増す可能性が指摘されている．さらにこの事実は，イギリスでの大規模コホート研究[15]でも確認されており，以下に述べるように注意が必要と思われる．

ステロイド外用の妊婦への危険性

これまで主に①先天奇形，②口唇口蓋裂，③胎児発育，④早産，⑤胎児死亡，⑥Apgar score低値，⑦分娩様式についての検討が報告されている．このうち，④〜⑦については1〜3つのコホート研究において影響がなかったという報告のみなので[15-17]，割愛する．

❖ 先天奇形

2つのコホート研究において，ステロイド外用薬使用群と非使用群の間で，先天奇形の発生に有意差はなかった[16, 17]．このうちの1つではストロンゲスト/ベリーストロングとストロング/ミディアムという具合に使用した外用ステロイドの強さを分けて解析しても非使用群と差がないという結果であった[16]．また，1つの症例対照研究においても妊娠3ヵ月までの母親の外用ステロイド使用の有無と子どもの先天奇形の有無との間に関連がないとしている[18]．

❖ 口唇口蓋裂

ある症例対照研究において妊娠3ヵ月までの母親のステロイド外用薬使用の有無と子どもの口唇口蓋裂の有無との間に有意な関連があるとする報告があったが[19]，他に行われた4つの症例対照研究においては，関連は認めなかった[18, 20-22]．また，大規模コホート研究[15]においても外用ステロイドの強さにかかわらず，外用群と非外用群で発症に有意差はなかった．

❖ 胎児発育

出生時の体重が2,500g以下の児を低出生体重児と定義した2つのコホート研究がある．1つでは99人中34人が妊娠中にストロンゲストのステロイドを使用したという小規模のコホート研究で，ステロイド使用群では有意に低出生体重児のリスクが高いとの結果であった[17]．もう1つは妊娠1ヵ月前から妊娠期間中，ステロイドの外用群と非外用群を比較したコホート研究で，有意差を認めなかった[16]．

これに対して，前述の大規模コホート研究においては，最終月経の85日前から出産または胎児死亡までにステロイド外用薬を処方された患者35,503人と処方されていない患者48,630人において，低出生体重児の定義を出生時の体重が2,500g以下の児，またはGairdner-Pearson chartにおいて，胎児の在胎齢に対して予測される胎児体重の10%より軽い出生時体重として検討された．その結果，ストロンゲスト/ベリーストロングクラスのステロイド外用薬を処方された患者では有意に胎児発育抑制が認められた．一方，ストロング/ミディアムを処方されていた患者群では処方されていない患者群との比較で差を認めなかった．さらに処方量との関係においては，ストロンゲスト/ベリーストロングクラスのステロイド外用薬の処方量が30g増えるごとに3%の相対危険度の上昇を認めた．こうした結果をふまえ，ヨーロッパのガイドライン[23]にはストロンゲスト/ベリーストロングクラスのステロイド外用薬の使用はストロング/ミディアムクラスのステロイド外用薬使用に比してセカンドラインとすべきで，使用する場合にはできるだけ短期間の使用とし，胎児発育への影響を注意すべきと記載されている．また，米国皮膚科学会においても，とくに妊娠後期においてベリーストロングクラスのステ

ロイド外用薬を300g以上使用するような症例では胎児発育への影響が報告されているので注意すべきと記載されている[12]。

以上より，これまでの報告を鑑みると，ステロイド外用薬の影響が懸念されるのは特に胎児発育に対してであり，それもストロンゲスト/ベリーストロングクラスのステロイド外用薬を長期に，一定量以上使用した場合とされている．

ステロイド外用の授乳婦への危険性

ステロイドは母乳に平均7μg/mLの濃度で既に含まれており，授乳中に外用ステロイドを使用しても，これに比して母乳への移行量はごくわずかで心配ないとされている[24, 25]。ただ，乳首に直接強いステロイドを外用することで，乳児に経口的に投与され，乳児が医原性の高血圧になったという報告はあるので[26]，強いステロイドの乳首への直接外用は授乳中は避けるべきとされている[27]。

具体的な症例と処方例

実際に経験したアトピー性皮膚炎の妊婦の経過と処方を以下に示す．
患者は36歳女性で，幼少時よりアトピー性皮膚炎があり，ステロイド外用薬，タクロリムス，保湿剤外用に加え，抗アレルギー薬（フェキソフェナジンやオロパタジン）の内服にて顔面，四肢，体幹の皮疹をコントロールしていた．

2010年7月に妊娠がわかり，抗アレルギー薬内服は中止し，外用はすべて継続した．8月より顔面，特に眼周囲の瘙痒が増悪したため，それまで使用していたミディアムクラスのロコイド®（ヒドロコルチゾン酪酸エステル）軟膏を中止し，1週間，ストロングクラスのパンデル®（酪酸プロピオン酸ヒドロコルチゾン）軟膏へ変更．軽快したが，顔面はその後も増悪を繰り返したため，基本的にはロコイド®軟膏を使用し，コントロールできない場合については，パンデル®軟膏を使用した．顔面はこの2剤を出産まで併用した．

体幹には妊娠前から外用していたベリーストロングクラスのマイザー®（ジ

フルプレドナート）軟膏を継続使用した．妊娠8ヵ月のころ，四肢の一部の皮疹が悪化し，マイザー®軟膏ではコントロール不良となったため，限られた部位にストロンゲストのジフラール®（ジフロラゾン）軟膏を使用した．妊娠期間中のジフラール®軟膏の総使用量は50g，マイザー®軟膏の総使用量は210gであった．その後，正期産で健康なお子さんを出産された．出産後は妊娠前の処方で良好なコントロールが得られている．

処方例
ヒルドイドソフト®（25g）10本
マイザー®軟膏（5g）5本
パンデル®軟膏（5g）1本
ロコイド®軟膏（5g）1本

●

　ストロンゲスト/ベリーストロングクラスのステロイド外用薬を長期に過量に外用することが胎児発育に影響を及ぼす可能性について記載したが，一方で注意して頂きたいのは，これにはアトピー性皮膚炎の炎症を抑制しない場合の胎児への影響は加味されていないことである．言い換えると，アトピー性皮膚炎の妊婦に対して，ストロンゲスト/ベリーストロングクラスも含めて，適切な強さのステロイド外用薬を適切な期間外用し，皮膚炎が良好にコントロールされた群と，そうした外用をしないためにコントロール不良となり，瘙痒による不眠が生じ，皮膚炎が増悪した群とを比較し，胎児への影響を検討したわけではない．つまり，妊婦が強めのステロイド外用薬を不安に思って外用拒否をした場合，皮膚炎の増悪から不要な不利益を与える可能性が否定できていないのである．そのため，強いステロイド外用薬の胎児発育への影響を妊婦に対していたずらに強調することはおすすめできない．ただ，処方する側の医師は，少なくともこうした報告があることは知っておくべきと思われた．なぜなら，特に妊婦の加療においては，皮疹の炎症の強さを臨

床的にきちんとまめに評価し,その都度,炎症に応じた適切な強さのステロイド外用薬を処方し皮疹のコントロールをはかることで,強いステロイド外用薬の長期,過量投与はある程度避けられるように思われるからである.

(多田弥生)

文献

1) Koutroulis I, et al : Atopic dermatitis in pregnancy : current status and challenges. Obstet Gynecol Surv, 66 : 654-663, 2011.
2) Ambros-Rudolph CM, et al : The specific dermatoses of pregnancy revisited and reclassified : results of a retrospective two-center study on 505 pregnant patients. J Am Acad Dermatol 54 : 395-404, 2006.
3) Ingber A : Atopic eruption of pregnancy. J Eur Acad Dermatol Venereol, 24 : 984, 2010.
4) Babalola O, et al : Treatment of atopic dermatitis in pregnancy. Dermatol Ther, 26 : 293-301, 2013.
5) Cohen LM, et al : Pruritic dermatoses of pregnancy : to lump or to split? J Am Acad Dermatol, 56 : 708-709, 2007.
6) Vaughan Jones SA, et al : A prospective study of 200 women with dermatoses of pregnancy correlating clinical findings with hormonal and immunopathological profiles. Br J Dermatol, 141 : 71-81, 1999.
7) Cho S, et al : The influence of pregnancy and menstruation on the deterioration of atopic dermatitis symptoms. Ann Dermatol, 22 : 180-185, 2010.
8) Kemmett D, et al : The influence of the menstrual cycle and pregnancy on atopic dermatitis Br J Dermatol, 125 : 59-61, 1991.
9) Saito S, et al : Quantitative analysis of peripheral blood Th0, Th1, Th2 and the Th1 : Th2 cell ratio during normal human pregnancy and preeclampsia. Clin Exp Immunol, 117 : 550-555, 1999.
10) Kroumpouzos G, et al : Dermatoses of pregnancy. J Am Acad Dermatol, 45 : 1-19, 2001.
11) Weatherhead S, et al : Eczema in pregnancy. BMJ, 335 : 152-4, 2007.
12) Murase JE, et al : Safety of dermatologic medications in pregnancy and lactation : Part I. Pregnancy. J Am Acad Dermatol, 70 : 401. e1-14, 2014.
13) Chi CC, et al : Systematic review of the safety of topical corticosteroids in pregnancy. J Am Acad Dermatol, 62 : 694-705, 2010.
14) Chi CC, et al : Safety of topical corticosteroids in pregnancy. Cochrane Database Syst Rev, 3 : CD007346, 2009.
15) Chi CC, et al : Safety of topical corticosteroids in pregnancy : a population-based cohort study. J Invest Dermatol, 131 : 884-891, 2011.
16) Mygind H, et al : Risk of intrauterine growth retardation, malformations and other birth outcomes in children after topical use of corticosteroid in pregnancy. Acta Obstet Gynecol Scand, 81 : 234-9, 2002.

17) Mahe A, et al : The cosmetic use of skin-lightening products during pregnancy in Dakar, Senegal : a common and potentially hazardous practice. Trans R Soc Trop Med Hyg, 101 : 183-7, 2007.
18) Czeizel AE, et al : Population-based case-control study of teratogenic potential of corticosteroids. Teratology, 56 : 335-340, 1997.
19) Edwards MJ, et al : Case-control study of cleft lip or palate after maternal use of topical corticosteroids during pregnancy. Am J Med Genet A, 120 : 459-463, 2003.
20) Kallen B, et al : Maternal drug use and infant cleft lip/palate with special reference to corticoids. Cleft Palate Craniofac J, 40 : 624-628, 2003.
21) Pradat P, et al : First trimester exposure to corticosteroids and oral clefts. Birth Defects Res, 67 : 968-970, 2003.
22) Carmichael SL, et al : Maternal corticosteroid use and orofacial clefts. Am J Obstet Gynecol, 197 : 585. e1-7, 2007.
23) Chi CC, et al : Evidence-based (S3) guideline on topical corticosteroids in pregnancy. Br J Dermatol, 165 : 943-952, 2011.
24) Kulski JK, et al : Changes in the concentration of cortisol in milk during different stages of human lactation. Aust J Exp Biol Med Sci, 59 (Pt6) : 769-778, 1981.
25) Westermann L, et al : Glucocorticosteroid-resistant pemphigoid gestationis : successful treatment with adjuvant immunoadsorption. J Dermatol, 39 : 168-171, 2012.
26) De Stefano P, et al : Factitious hypertension with mineralocorticoid excess in an infant. Helv Paediatr Acta, 38 : 185-189, 1983.
27) Butler DC, et al : Safety of dermatologic medications in pregnancy and lactation : Part II . Lactation. J Am Acad Dermatol, 70 : 417. e1-e10, 2014.

第5章 アトピー性皮膚炎の増悪・進展か有害事象かの見極め

ステロイド外用薬による接触皮膚炎

 KEY POINTS

- ステロイド外用薬使用中に皮膚症状の悪化をみた場合には，漫然と継続するのではなく外用薬による接触皮膚炎を疑う．

- 接触皮膚炎を疑った場合には，安易に外用薬を変更するのではなく，パッチテストやrepeated open application test（ROAT）を施行し，原因製剤のみでなく，使用可能な製剤を明らかにする．

- 外用薬による接触皮膚炎の原因成分は，主薬（有効成分）だけではなく，基剤成分（添加物）の場合もあるので，製剤でパッチテストが陽性であった場合には成分パッチテストをできるだけ施行する．

　アトピー性皮膚炎（AD）は遺伝的要因も含んだ多因子性の疾患であり，疾患そのものを完治させるような薬物療法はなく，治療は対症療法を中心に行われる．このようなADの炎症を十分に鎮静しうる薬剤で，その有効性と安全性が科学的に立証されている薬剤は，ステロイド外用薬とタクロリムス軟膏（カルシニューリン阻害外用薬）である[1]．

　しかし，皮膚の炎症を抑えるために塗布していたステロイド外用薬による接触皮膚炎が生じていることを気づかずに外用を継続することによって，皮膚症状の治癒が遷延し難治化する場合がある．そのような場合には漫然と同じ外用薬を使用したり，やみくもに外用薬を変更するのではなく，パッチテストを施行して，患者がどのような成分に感作されているのかを確認し，適切な外用薬を選択することが重要である．

ステロイド外用薬による
接触皮膚炎の診断のポイント

　ADは長期に経過して軽快増悪を繰り返す疾患であるため，接触皮膚炎を生じているのか，ADの増悪なのかを容易に鑑別することは難しい．しかし，ステロイド外用薬を塗布しても皮膚炎が治りにくい，あるいはあるステロイド外用薬を塗布している部位だけの皮膚炎が増悪しているという場合には，外用しているステロイド外用薬による接触皮膚炎の併発を念頭に置いてパッチテストを施行する必要がある．ステロイド外用薬によるパッチテストの際には，ステロイド薬による抗炎症作用によって陽性反応の惹起が遅れるため，必ず貼布1週間後まで判定することが重要である．また，ゲンタマイシン硫酸塩やフラジオマイシン硫酸塩を配合しているステロイド外用薬を使用している場合には，ステロイド薬による接触皮膚炎ではなくこれらの配合薬による接触皮膚炎を生じていることもあり，この場合には製剤のみではなく，フラジオマイシン硫酸塩（20％ワセリン基剤）やゲンタマイシン硫酸塩（20％ワセリン基剤）を同時に貼布することが必要である．なぜなら，配合ステロイド外用薬中のフラジオマイシン硫酸塩やゲンタマイシン硫酸塩の含有濃度はパッチテストで陽性反応を惹起するには低く，製剤のパッチテストでは偽陰性を呈することがあるからである．また，フラジオマイシン硫酸塩やゲンタマイシ硫酸塩の陽性反応もステロイド薬と同様に遅く生じてくるため，1週間後判定まで行う必要がある．

　皮膚炎が全身に生じていてパッチテストを施行できない場合には，製剤を同一の部位に1日2回，7日間程度塗布して紅斑，丘疹，浮腫を生じるか判定するrepeated open application test（ROAT）が有用である[2]．

　また，厚生労働省重篤副作用総合対策検討委員会で取りまとめられた重篤副作用疾患別対応マニュアルのなかの薬剤による接触皮膚炎（http://www.info.pmda.go.jp/juutoku/file/jfm1003006.pdf）に，医師，薬剤師などの医療関係者による副作用の早期発見のポイントや接触皮膚炎を生じやすい外用薬，対応のポイント，患者への説明などがわかりやすく記載してあるので，ぜひ参考にしていただきたい．

ステロイド外用薬による接触皮膚炎

❖ 症　例

　41歳男性．20歳頃よりADがあり，初診3ヵ月前の花粉症の時期から全身に皮疹が出現し症状が悪化．外用薬にて治療するも顔面の皮疹のみ治りにくいため，藤田保健衛生大学病院皮膚科を受診．初診時本人の訴えのように体幹四肢の皮膚症状に比べて顔面の紅斑が著明であった(図1)ことから，顔面に塗布してステロイド外用薬による接触皮膚炎を疑い，パッチテストを施行したところ，顔面に塗布していたアルメタ®軟膏に陽性反応を認め(図2)，当科で常備しているステロイド外用薬のうちブデソン®軟膏（製造中止）にも陽性反応を認めた．パッチテスト陰性のステロイド外用薬に変更し，顔面の紅斑は軽快した．

❖ これまでの報告例

　医学中央雑誌で外用薬による接触皮膚炎症例を検索したところ，2010年から2012年の3年間に75件（83例）の報告（学会抄録を含む）があり，その

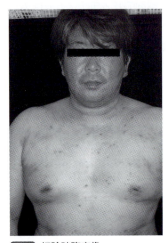

図1　初診時臨床像　　　　　図2　パッチテスト陽性所見（1週間後判定）
　　　　　　（口絵 p. iv）　　　　　　　　　　　　　　　　（口絵 p. iv）

うち原因製品がステロイド外用薬であったのは13例であった(表1).

13例中,12例に原因成分の記載があり,原因成分がステロイド薬のみであったのは6例,ステロイド主薬と他の有効成分が原因であったのは1例で,ステロイド外用薬による接触皮膚炎の原因に主薬のステロイド薬が関与していた症例は7例であった.他の5例の接触皮膚炎の原因は,ステロイド薬ではなく,ともに配合されているフラジオマイシン硫酸塩などの有効成分や基剤成分であった.この5例のように,配合成分や基剤成分が原因である場合にはステロイド外用薬の種類を変更しても再び接触皮膚炎を生じる可能性があり,また,基剤成分は保湿外用剤などにも含有されている.したがって,今後も外用薬による治療や保湿剤によるスキンケアを継続しなくてはならないAD患者がステロイド外用薬による接触皮膚炎を生じた場合に,成分パッチテストで原因成分を明らかにすることは患者の今後の治療に非常に重要である.

ステロイド外用薬の交差反応性

ステロイド外用薬による接触皮膚炎を生じ,パッチテストで主薬であるステロイド薬に陽性反応を得て確定診断した場合には,そのステロイド薬に対して交差反応を呈する薬剤についても避けるよう指導が必要である.

ステロイド薬の交差反応については,日本皮膚科学会接触皮膚炎診療ガイドライン[2]に,接触皮膚炎を生じやすいステロイド薬を交差反応が生じやすい4つのグループに分類し掲載されている(表2).ただし,このグループ間での交差反応がないわけではない.

アトピー性皮膚炎患者におけるパッチテスト結果

筆者らは過去に藤田保健衛生大学病院皮膚科でパッチテストを施行したアトピー性皮膚炎患者227例の結果を報告している[3].このうち,パッチテスト施行時に外用薬を貼布したのは190例で,そのうち少なくとも1つの外用薬に陽性反応を呈したのは46例(24.2%)であった.パッチテストで陽性反

表1 ステロイド外用薬による接触皮膚炎報告例(医学中央雑誌2010～2012年より)

	著者	原因製品	原因成分	備考	文献
1	小泉秀華ほか	マイザー®クリーム	セタノール, クロタミトン	マイザー®軟膏は陰性	皮膚科の臨床, 53:601, 2011.
2	赤松佳奈ほか	アルメタ®軟膏, パンデル®軟膏	アルクロメタゾンプロピオン酸エステル, ヒドロコルチゾン酪酸エステルプロピオン酸エステル, ヒドロコルチゾン酪酸エステル, デキサメタゾンプロピオン酸エステル		臨床皮膚科, 65:567, 2011.
3	紺野亜希子ほか	リンデロン®-VG軟膏	ベタメタゾン吉草酸エステル		皮膚病診療, 33:715, 2011.
4	足立厚子ほか	ロコイド®, リドメックス®, パラベール®	ヒドロコルチゾン酪酸エステル, プレドニゾロン吉草酸エステル酢酸エステル, ヒドロコルチゾン酪酸エステルプロピオン酸エステル, エコナゾール硝酸塩, ステアリルアルコール, プロピレングリコール	基剤成分のステアリルアルコール, プロピレングリコールにも陽性	皮膚科の臨床, 53:1911, 2011.
5	東儀那津子ほか	パンデル®軟膏	ヒドロコルチゾン酪酸エステルプロピオン酸エステル		日皮会誌, 121:3447, 2011(学会抄録).
6	松浦みどりほか	記載なし	ベタメタゾンリン酸塩, フラジオマイシン硫酸塩, コリスチンナトリウム		日皮会誌, 122:721, 2012(学会抄録).
7	小猿恒志ほか	ゲーベン®クリーム, リドメックスクリーム, オルセノン®軟膏	セタノール		臨床皮膚科, 66:479, 2012.
8	角田孝彦	リドメックスクリーム	プレドニゾロン吉草酸エステル酢酸エステル		アレルギー, 61:523, 2012(学会抄録).
9	角田孝彦	リンデロン®-VGローション	ゲンタマイシン硫酸塩		J Environ Dermatol Cutan Allergol, 6:290, 2012(学会抄録).
10	久保田由美子	リドメックスクリーム	記載なし	ロコイド®軟膏にも陽性	J Environ Dermatol Cutan Allergol, 6:291, 2012(学会抄録).
11	平島彩子ほか	キンダベート®軟膏	クロベタゾン酪酸エステル	デルモベート®軟膏にも陽性	J Environ Dermatol Cutan Allergol, 6:292, 2012(学会抄録).
12	高橋奈々子ほか	マイザー®クリーム, ロキソニン®パップ	クロタミトン		J Environ Dermatol Cutan Allergol, 6:293, 2012(学会抄録).
13	安池理紗ほか	リドメックスクリーム, ロコイド®軟膏	リドメックスクリーム, ロコイド®軟膏の主薬	後日アルメタ®軟膏にも陽性	皮膚の科学, 11:186, 2012(学会抄録).

表2 接触皮膚炎を生じるステロイド外用薬の分類

クラスA ヒドロコルチゾン タイプ	ヒドロコルチゾン(エキザルベ®)
	プレドニゾロン
	ヒドロコルチゾン酢酸塩(コルテス®:製造中止)
クラスB トリアムシノロン タイプ	トリアムシノロンアセトニド(レダコート®)
	フルオシノニド(トプシム®)
	アムシノニド(ビスダーム®)
	フルオシノロンアセトニド(フルコート®)
	ブデソニド(ブデソン®:製造中止)
	ハルシノニド(アドコルチン®:製造中止)
クラスC ベタメタゾンタイプ	デキサメタゾン(グリメサゾン®,オイラゾン®)
クラスD ヒドロコルチゾン-17 ブチレンタイプ	ヒドロコルチゾン酪酸エステル(ロコイド®)
	クロベタゾールプロピオン酸エステル(デルモベート®)
	ベタメタゾン吉草酸エステル(リンデロン®)
	デキサメタゾン吉草酸エステル(ボアラ®,ザルックス®)
	アルクロメタゾンプロピオン酸エステル(アルメタ®)
	デプロドンプロピオン酸エステル(エクラー®)
	ジフルコルトン吉草酸エステル(ネリゾナ®)
	ベタメタゾン酪酸エステルプロピオン酸エステル(アンテベート®)
	ジフルプレドナート(マイザー®)
	ヒドロコルチゾン酪酸エステルプロピオン酸エステル(パンデル®)
	プレドニゾロン吉草酸エステル酢酸エステル(リドメックス®)
	クロベタゾン酪酸エステル(キンダベート®)
	ベタメサゾンジプロピオン酸エステル(リンデロン®-DP)
	ベクロメタゾンプロピオン酸エステル(プロパデルム®)
	デキサメサゾンジプロピオン酸エステル(メサデルム®)
	モメタゾンフランカルボン酸エステル(フルメタ®)
	ジフロラゾン酢酸エステル(ダイアコート®)
	フルメタゾンピバル酸エステル(ロコルテン®:製造中止)

(文献2より引用,一部改変)

応を呈した症例のうちステロイド外用薬に陽性であったのは12例で,現在販売が中止されたブデソニド製剤が3例ともっとも多い結果であった.非ステロイド外用薬ではこれも現在販売が中止されたブフェキサマク製剤が

16例であった.この際に顔面の難治性紅斑の有無と外用薬パッチテスト陽性率を比較したところ,顔面の難治性紅斑を有する症例のほうがパッチテスト陽性率は高い結果であったが,有意差は認めなかった.また,ジャパニーズスタンダードアレルゲンの陽性アレルゲン数とIgE値を検討したところ,IgE値の高い群ほど陽性アレルゲン数が少なく,IgE値の低い群は陽性アレルゲン数が高い結果であった.ステロイド薬であるブデソニド含有外用薬は発売後接触皮膚炎が多く報告され,すでに2001年にその製造販売が中止されているが,ブデソニド製剤は今もなお喘息治療用吸入薬が販売されている.また,前述したように2010～2012年の医学中央雑誌の集計ではブデソニド以外の他のステロイド外用薬による接触皮膚炎症例が報告されており,ブデソニド以外のステロイド薬であっても外用中に症状の増悪を認めた場合には接触皮膚炎を念頭に置く必要がある.

●

　ステロイド薬は優れた抗炎症作用を有し,アトピー性皮膚炎の治療に欠かせない薬剤の1つであるが,皮膚症状が軽快しないあるいは増悪する場合には,使用している外用薬による接触皮膚炎を念頭に置いて積極的にパッチテストやROATを施行して,適切な外用薬を選択することが重要である.

（鈴木加余子／松永佳世子）

文献
1) 古江増隆ほか：日本皮膚科学会アトピー性皮膚炎診療ガイドライン.日皮会誌,119：1515-1534, 2009.
2) 高山かおる：日本皮膚科学会接触皮膚炎診療ガイドライン.日皮会誌,119：1757-1793, 2009.
3) 鈴木加余子ほか：アトピー性患者におけるパッチテスト結果.皮膚,42：49-57, 2000.

アトピー性皮膚炎の増悪と鑑別が難しい酒さ様皮膚炎

KEY POINTS

- 酒さ様皮膚炎は顔面にステロイド外用薬を長期間使用した場合に，潮紅，丘疹，毛細血管拡張を来すものである．

- アトピー性皮膚炎の増悪時にみられる湿疹性病変は瘙痒を伴う湿潤性の紅斑および集簇性の丘疹であり，酒さ様皮膚炎との鑑別が必要である．

- 顔面は薬剤吸収率が高いため，原則として顔面のアトピー性皮膚炎にはミディアムクラス以下のステロイド外用薬を使用するが，連用は酒さ様皮膚炎を生じうる．

- 酒さ様皮膚炎ではステロイド外用を中止し，ミノサイクリンの内服，保湿剤の外用などを行う．

- 顔面はステロイド外用による局所的な副作用が出やすい部位なので，タクロリムス軟膏への変更も積極的に考慮する．

　アトピー性皮膚炎(AD)は強い瘙痒を伴う湿疹性の皮膚病変を長期にわたって繰り返す疾患であり，気管支喘息やアレルギー性鼻炎・結膜炎を合併しやすいなどのアトピー素因をしばしば有する．ステロイド外用薬は1953年に初めて使用されて以来，ADをはじめとした炎症性皮膚疾患の治療薬として日常臨床で幅広く利用されている．ステロイド外用薬は主に正常皮膚を用いた血管収縮試験の結果を基に，Ⅰ群(ストロンゲスト)，Ⅱ群(ベリーストロング)，Ⅲ群(ストロング)，Ⅳ群(ミディアムまたはマイルド)，Ⅴ群(ウィーク)の5つに強さが分かれており，皮疹の重症度に加え，部位と性状および年齢に応じて使い分ける必要がある[1]．ステロイド外用薬は皮膚の炎症に対して

きわめて有効であるが，同時に局所的な副作用の発現にも十分注意して使う必要がある．ADの治療中に，アトピー性皮膚炎本来の皮疹が増悪・進展する場合もあれば，ステロイド外用薬の副作用が出てくる場合もあり，また実際には両者が併存する場合も少なくない．本稿では，ステロイド外用薬による代表的な局所的副作用である酒さ様皮膚炎を取り上げて，アトピー性皮膚炎の皮疹の増悪・進展か有害事象（副作用）かの見極めと対応のポイントについて概説する．

見極めのポイント

❖ 局所的な副作用

　ステロイド外用薬による局所的副作用を**表1**に示す[2]．皮膚萎縮はもっとも頻度の高い局所的副作用で，表皮・真皮が萎縮し，静脈が樹枝状に透見できる．高齢者では頻度が高く，皺形成が著明となる[3]．ステロイド潮紅，毛細血管拡張は，いずれも毛細血管の変化により生じる．ステロイド薬の外用初期には毛細血管は収縮するが，長期連用すると毛細血管収縮作用は鈍化し，やがてはステロイド薬がないと毛細血管が拡張したままになってしまう．毛

表1 ステロイド外用薬による局所的副作用

細胞ないし線維増生抑制によるもの	1. 皮膚萎縮 2. 皮膚線条 3. 乾皮症 4. 創傷治癒の遅延 5. 星状偽瘢痕 6. ステロイド紫斑 7. ステロイド潮紅 8. 毛細血管拡張
ホルモン作用によるもの	1. ステロイドざ瘡 2. 多毛
その他	1. 酒さ様皮膚炎 2. ステロイド緑内障 3. 接触皮膚炎 4. 細菌・真菌・ウイルス性皮膚感染症の増悪

（文献2より引用，一部改変）

細血管の可逆的拡張による血流量の増大に基づくものが潮紅であり,不可逆的変化が毛細血管拡張である[4]. ステロイドざ瘡は思春期以降の患者の顔面,胸部,背部などに,周囲に潮紅を伴う丘疹,膿疱が生じるものである. 初期の変化は脂腺管を中心とした毛包上皮の変性である[3].

❖ 酒さ様皮膚炎

酒さ様皮膚炎は顔面の病変に対してステロイド外用薬を数ヵ月,数年にわたって外用した場合に,両頬,眼囲,前額などに潮紅,丘疹,毛細血管拡張を来すものである(図1)[3]. 口囲,鼻唇溝に生じた場合に口囲皮膚炎と呼ぶ.

❖ アトピー性皮膚炎の増悪

アトピー性皮膚炎では掻破や不適切治療,治療の放棄などにより顔面の皮疹が増悪することもよく認められる. 図2に一例を示す. 額部,眼周囲を中心に,鼻部を除く顔面全体に瘙痒の強い紅斑を認め,皮膚は厚く苔癬化して

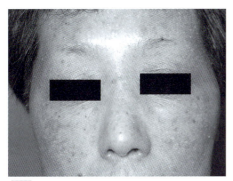

図1 酒さ様皮膚炎の臨床像
両頬部,眼囲,前額部に潮紅,小丘疹,毛細血管拡張を認める. (口絵 p.iv)

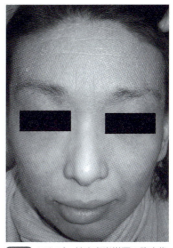

図2 アトピー性皮膚炎増悪の臨床像
鼻部を除く顔面全体に瘙痒の強い紅斑を認め,皮膚は厚く苔癬化している. (口絵 p.iv)

おり，慢性湿疹の病像を呈している．

❖ 酒さ様皮膚炎とアトピー性皮膚炎の鑑別

酒さ様皮膚炎はびまん性の顔面紅斑および紅斑上に散在する孤立性の丘疹であり，通常これらの紅斑や丘疹そのものは瘙痒がほとんどない．一方，アトピー性皮膚炎にみられる湿疹性病変は瘙痒を伴う湿潤性の紅斑および集簇性の丘疹である[5]．また，酒さ様皮膚炎ではステロイド外用薬の副作用である毛細血管拡張や皮膚萎縮を伴うことが多いが，アトピー性皮膚炎の症状として毛細血管拡張を伴うことは通常なく，慢性湿疹の病像を呈すると皮膚はむしろ厚くなり苔癬化する．ただし，実際には同一症例の顔面に両者が混在することも多い．

一般的には，全身の皮膚炎がほぼ良好にコントロールされているにもかかわらず顔面の紅斑が存在する場合には，酒さ様皮膚炎が"主"でアトピー性皮膚炎は"従"と考えられる．一方，顔面のみでなく全身にアトピー性皮膚炎が存在する場合は，顔面紅斑には少なくともアトピー性皮膚炎の湿疹性病変が存在し，酒さ様皮膚炎がさまざまな割合で混在すると考えられる[5]．

対応のポイント

酒さ様皮膚炎などのステロイド外用薬による副作用を避けるためには，ガイドラインに沿った適正な使用を心掛けることが何より重要である[1]．また，副作用が起きた場合には，ステロイド外用薬を中止し適切な処置を施す必要がある．

❖ ステロイド外用薬の使い分け

日本皮膚科学会アトピー性皮膚炎診療ガイドラインでは，皮疹の重症度と外用薬の選択に関して以下のような基準を示している[1]．すなわち，重症な皮疹に対しては，必要かつ十分な効果のあるベリーストロングないしストロングクラスのステロイド外用薬を第一選択とする．中等症の皮疹に対しては，ストロングないしミディアムクラスのステロイド外用薬を第一選択とし，軽

症の皮疹にはマイルド以下を第一選択とする．軽微な皮疹にはステロイドを含まない外用薬を選択する．

　顔面は薬剤吸収率が高いため，原則としてミディアムクラス以下のステロイド外用薬を使用する．その場合でも1日2回の外用は1週間程度にとどめ，間欠投与に移行し，休薬期間を設けながら使用する[1]．乳幼児・小児の場合，原則として皮疹が重症と中等症では，上述したより1ランク低いクラスのステロイド外用薬を使用する．また，老人では角層のターンオーバーが遅くなっており，ステロイド外用薬が角層に貯留する傾向がある．そのため，老人でも強いステロイド外用薬は避けるほうがよい[2]．

❖ 酒さ様皮膚炎への対処

　ステロイド外用薬による局所的な副作用は中止あるいは適切な処置により回復する．酒さ様皮膚炎ではステロイド外用薬を中止し，ミノサイクリンの内服，保湿剤の外用などを行う．ステロイド外用薬使用中に，潮紅，丘疹，毛細血管拡張など酒さ様皮膚炎を示唆する症状が現れた場合には，ステロイド外用薬を中止する．なお，ステロイド外用薬の中止によって一時的に症状の悪化が認められるため，患者への十分な説明が必要である[3]．また，経皮吸収のよい顔面や頸部などはステロイド外用薬による局所的な副作用が出やすい部位なので，タクロリムス軟膏への変更も積極的に考慮する必要がある．実際，タクロリムス軟膏が登場して以来，酒さ様皮膚炎の頻度は明らかに減ったと思われるし，酒さ様皮膚炎の治療も楽になったと思われる．ただし，タクロリムス軟膏外用による酒さ様皮膚炎の報告も少数ながらあり，その頻度は不明であるが，酒さ様の反応を起こしやすい素因（酒さ素因）がある患者では注意が必要である[6]．

　ステロイド外用薬による代表的な局所的副作用である酒さ様皮膚炎を取り上げて，アトピー性皮膚炎の皮疹の増悪か副作用かの見極めと対応のポイントについて概説した．ステロイド外用薬による副作用を避けるためには，ガ

イドラインに沿った適正使用を心掛けることが重要である．ステロイド外用薬の強度は重症度に加え，個々の皮疹の部位と性状および年齢に応じて選択する必要がある．また，タクロリムス軟膏や保湿剤などの外用療法と上手く組み合わせることにより，ステロイド外用薬の副作用を軽減することも大切である．

〈佐伯秀久〉

文献

1) 日本皮膚科学会アトピー性皮膚炎診療ガイドライン作成委員会：アトピー性皮膚炎診療ガイドライン．日皮会誌，119：1515-1534, 2009.
2) 玉置邦彦：ステロイドの使い方．皮膚科診療ガイド．(玉置邦彦ほか編) p.44-51, 中外医学社, 1998.
3) 乾 重樹ほか：ステロイド外用薬．最新皮膚科学大系．第2巻．(玉置邦彦総編集) p.2-12, 中山書店, 2003.
4) 馬渕智生ほか：潮紅．Visual Dermatology, 8：132-133, 2009.
5) 杉浦久嗣：酒皶様皮膚炎．最新皮膚科学大系．第17巻．(玉置邦彦総編集) p.144-146, 中山書店, 2002.
6) 江藤隆史：酒さ様皮膚炎．Visual Dermatology, 8：146-147, 2009.

3 白内障・緑内障

KEY POINTS

- アトピー白内障における水晶体混濁の特徴は，前囊下の"ヒトデ状""星状"混濁である．

- アトピー白内障の成因にステロイド外用薬が関与している可能性は少ない．

- アトピー白内障の成因は，患者自身による眼叩打行動と遺伝的背景による．

- アトピー白内障にはチン小帯の断裂，網膜剥離や網膜裂孔を合併していることが多いので，手術の際は注意を必要とする．また，術後の感染防止・眼叩打行動の抑制が大切である．

- ステロイド外用薬を眼瞼皮膚に塗布すると眼圧上昇を惹起し，緑内障を発症させる可能性がある．

- タクロリムス軟膏の登場により，アトピー白内障，ステロイド外用薬による緑内障の発症率が低下する可能性がある．

アトピー白内障

　ステロイド薬の長期間の内服にて白内障が惹起されることはあるが，ステロイド外用薬の塗布で白内障が生じる可能性は少ないと思われる．アトピー性皮膚炎(AD)に伴う白内障(アトピー白内障)の多くが原疾患の増悪，長期化によるものである．

❖ アトピー白内障における水晶体混濁の特徴

アトピー白内障の水晶体混濁の特徴は，前嚢下の"ヒトデ状""星状"あるいは"地割れ状の線状混濁"であり，外傷性（打撲性）白内障に類似する（図1）．その理由について大熊らは，外力により水晶体嚢が赤道部を中心に損傷されると液性成分が水晶体嚢下の水晶体線維間に侵入して周囲に拡散し，線維の配列に応じた羽毛状，放射状の混濁が生じるためとしている[1]．後嚢下の混濁を認める症例もあるが，これは炎症・網膜色素変性・ステロイド内服薬などでも生じ，アトピー白内障の特徴ではない．一方，ステロイド内服薬による白内障は核と後嚢下の混濁が多い．

❖ アトピー白内障の成因

以前，筆者らはAD患者における白内障発症の危険因子について検討した[2]．検討因子としてはADの罹患年数，重症度，眼叩打歴，血清LDH値，血中好酸球数，血清・房水中の好酸球顆粒タンパク値，血清IgE値，前房フレア値の8因子である．48人のAD患者（男性30人，女性18人）のうち，細隙灯顕微鏡検査にて明らかな白内障を認めたものが17人（35%）いた．男性14人/30人（47%），女性3人/18人（17%）で，男性患者に多い傾向があった．平均年齢

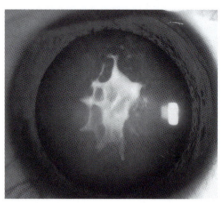

図1 アトピー白内障
水晶体前嚢下に"ヒトデ状"の線維化を伴なった混濁を認める． （口絵 p.ⅴ）

は白内障のある患者で29.8±7.3歳,ない患者では29.0±7.1歳と差がなかった.罹患年数はそれぞれ20.7年および21.2年と差がなかった.白内障の有無で患者間に統計学的な有意差があったものは,顔面のADの重症度,眼叩打の既往,血清LDH値,血清好酸球数,血清ECP (eosinophil cationic protein)値,前房内フレア値(タンパク濃度)であった.以上より推測されるアトピー白内障の発症メカニズムとして,患者の目(眼瞼)の痒みによる長期間にわたる眼叩打行動による物理的刺激,または眼血流柵の破壊による血清中の好酸球顆粒タンパクの前房内流入などが考えられる.Yokoiらの報告によると,代表的な好酸球顆粒タンパクであるMBP (major basic protein)がアトピー白内障患者の前嚢に沈着しているという[3].上記以外でもアトピー白内障の成因については自己免疫説,フリーラジカル説などがある.

　一方,先天的な要因にその原因を求める報告もある.Matsudaらはアトピー白内障患者の遺伝子を検討し,インターフェロンガンマ受容体の一塩基多型(SNP)が白内障発症の危険因子であることを明らかにした[4].また,筆者らは,AD自然発症モデルマウスであるNC/Ngaマウスの水晶体上皮細胞がAD発症のいかんにかかわらず,アポトーシスを起こしていることを確認している.すなわち,アトピー白内障は,ある遺伝的背景をもった患者が目を叩打することによって発症するのかもしれない.

❖ アトピー白内障の成因にステロイド外用薬の関与が少ない理由

　古江はステロイド外用薬の歴史からアトピー白内障の発症におけるステロイド外用薬の関与について鋭い考察をしている[5].ステロイド薬が初めて臨床応用されたのは1949年で,関節リウマチに対する筋肉注射であった.点眼では1950年,外用薬では1952年のことである.わが国では1953年にヒドロコルチゾン酢酸エステル軟膏,1956年にはプレドニン®軟膏,1959年にはケナコルト®-A軟膏,1961年にはフルコート®軟膏が使用可能になっている.一方,1932〜1935年にかけてSulzbergerにより「アトピー性皮膚炎」という診断概念が確立された.1936年には,BrunstingがMayo Clinicでの101例(平均年齢22歳)のAD患者のうち,約10%に白内障を認めたことを報告している[6].また,その後,眼科医Bairらとともに1940〜1953年の間

Mayo Clinicで眼科受診した1,158例のAD患者のうち，11.7％に白内障を認めたことを報告している[7]．以上のように，ステロイド外用薬が登場する以前にもAD患者に白内障は認められている．その発症率もその後(ステロイド外用薬が使用可能になった時代)の多くの報告(発症率0〜25％)とあまり変化はない．以上のことより，アトピー白内障の成因にステロイド外用薬が関与している可能性は少ないと思われる．

❖ アトピー白内障の手術で注意すること

老人性白内障の手術と同様に超音波乳化吸引術(phacoemulsification；PEA)を施行し，眼内レンズを挿入する．アトピー白内障患者は若年者が多く，水晶体の核が柔らかく超音波による破砕は容易である．しかし，アトピー白内障の成因に患者自身の眼叩打行動が関与しているので，水晶体嚢を支持するチン小帯が断裂していたり，網膜剥離や裂孔が合併していることがあるので注意を要する．眼内レンズを挿入前に，しっかりと眼底を最周辺部まで観察しておくことが大切である．術後アトピー白内障患者の水晶体嚢は収縮・線維化しやすく，それによりチン小帯を介した強い牽引が毛様体皺襞部・扁平部にかかり，毛様体裂孔が生じ，術後網膜剥離になることがある．したがって，眼内レンズは確実に嚢内に固定することが大切である．また，AD患者は眼瞼炎の痒みのため術後目をこすったり叩打したりすることがあるので，ADの管理や感染予防も必要である．

ステロイド緑内障

ステロイド外用薬の副作用としてもっとも重篤なのは緑内障である．ステロイド薬の点眼や内服が眼圧上昇を惹起することはよく知られているが，外用薬でも眼圧上昇を起こす．ADに伴う眼瞼炎の治療のため，皮膚科用ステロイド外用薬または眼科用ステロイド外用薬を眼瞼に塗布することによって生じる．

❖ ステロイド外用薬による眼圧上昇メカニズム

　発症メカニズムとしては，眼瞼皮膚のみに塗布しても眼圧上昇が惹起されるので血中濃度の上昇によるものではない．眼瞼皮膚へ塗布するとき，結膜嚢内へ迷入している可能性がある．また，眼瞼皮膚は正常でもステロイド吸収率が高く，まして皮膚炎によりそのバリア機能が低下していると，皮膚に塗布した軟膏が結膜嚢内へ直接浸潤する可能性もある．

　眼圧上昇が生じるまでの期間や眼圧上昇の程度は個人によって異なる．一般に，大人より小児のほうがステロイド薬に対する眼圧上昇の感受性は高い．症例によっては短期間のうちに重度の緑内障を発症し，失明に至ることもある．ゆえにステロイド外用薬を力価がウィークなものであれ，長期間漫然と眼瞼皮膚に塗布することは避けなければならない．皮膚科医が眼瞼皮膚にステロイド外用薬を処方した時に，患者が視力障害，霧視，充血などの症状を訴えたならばすぐ中止をする．症状を訴えなくても眼圧が上昇していることがあるので少なくとも2～3ヵ月に一度は眼科受診させ眼圧測定を受けることを指導するほうがよい．

❖ ステロイド薬以外による眼圧上昇メカニズム

　ADの合併症に眼圧上昇を伴う開放隅角緑内障が存在するかどうかは明らかではない．しかし，顔面に重症AD（眼瞼炎）を認める症例では，その痒みのため目を猛烈に叩打する．その外傷性・物理的刺激により網膜最周辺部の鋸状縁断裂や毛様体扁平部の無色素上皮裂孔が生じ，視細胞の外節が前房内へ迷入して隅角に沈着し，眼圧上昇を惹起する，視細胞外節性緑内障（Schwartz-Matsuo syndrome）が知られている．

免疫抑制薬による白内障・緑内障発症予防

　ADの治療にタクロリムスの外用薬やシクロスポリンの内服が使用できるようになり，ADに伴う白内障や緑内障の発症率が低下することが期待される．

（海老原伸行）

文献

1) 大熊篤二ほか:外傷性後花弁状白内障の二例. 眼科臨床紀要, 43:185-186, 1949.
2) 海老原伸行ほか:アトピー白内障発症メカニズムについての一考察. 日本白内障学会誌, 13:66-69, 2001.
3) Yokoi N, et al : Association of eosinophil granule major basic protein with atopic cataract. Am J Ophthalmol, 122 : 825-829, 1996.
4) Matsuda A, et al : Genetic polymorphisms in the promoter of the interferon gamma receptor 1 gene are associated with atopic cataracts. Invest Ophthalmol Vis Sci, 48 : 583-589, 2007.
5) 古江増隆:アトピー白内障とステロイド外用. 日本白内障学会誌, 13:58-61, 2001.
6) Brunsting LA : Atopic dermatitis (disseminated neuro dermatitis) of young adults. Arch Derm Syph, 34 : 935-957, 1936.
7) Brunsting LA, et al : Occurrence of cataracts and keratoconus with atopic dermatitis. AMA Arch Derm, 72 : 237-241, 1955.

ステロイド薬中止後の症状の悪化とカポジ水痘様発疹症

KEY POINTS

- アトピー性皮膚炎患者に対するステロイド外用薬の中止がもたらすもっとも重篤な病態がカポジ水痘様発疹症である.

- この病態は一種の免疫再構築症候群に近い病態で, 急速に回復する免疫反応により生じた一種の感染症様症状である.

- ステロイド外用薬の急速な中止による炎症反応の増大に対抗して制御性T細胞が増加してくることが, 潜伏ウイルスの再活性化をもたらすと考えられる.

　アトピー性皮膚炎（AD）患者が急にステロイド外用薬を中止すると, いったい何が起こるのだろうか？　これを, 実際の症例を用いて検討することは倫理上不可能である. しかし, 患者自身による偶発的なステロイド薬の中止がもたらす病態は, 通院が不規則になったステロイド忌避の患者に時にみかけるため, その際に出現する病態について知っておくことは極めて重要である.

　カポジ水痘様発疹症は, そのような経過で主にAD患者に発症するウイルス感染症の代表的疾患である. 多くは緊急入院後, 抗ウイルス薬治療を受け速やかに軽快し, 退院の運びとなる. 退院後も, しばらくは外来通院を続けステロイド外用を続けるが, ある日突如来院しなくなる. 再び久しぶりに来院した時には, またもやカポジ水痘様発疹症の状態となっている, というのがよく見掛けるパターンである. 皮膚科医なら, このような体験をしない医師はいないはずである. この経過をみても本症がステロイド薬の中止と密接に関連して生じていることは明らかであろう. しかし, そのような臨床家の印象とは裏腹に, この病態は長い間単なるヘルペスウイルス感染症と考えら

れてきた．重症化した湿疹局面に，そのたびにウイルスが播種されて生じる病態だと信じられてきたからである．しかし，その発症過程を疫学的に検討してみると，単なる感染症ではなく，ステロイド外用薬の中止により生じた代表的な病態であることがわかり，近年急速に注目を集めるようになってきた．

この病態は，ある意味，ステロイド外用薬の中止がどういう免疫応答をもたらすかを考える際の，一種の疾患モデルともなり得る．そこで本稿では，この疾患の成り立ちや，そこで起こっている免疫反応を紹介しつつ，ステロイド外用の中止がどのようにして感染症につながっていくかを概説したいと考えている．

カポジ水痘様発疹症とは

カポジ水痘様発疹症（Kaposi's varicelliform eruption；KVE）という診断名は，臨床の現場では現在なお幅広く使われているが，厳密に言えば現在この診断名が使われている病態は，KVEというよりむしろ疱疹状湿疹（eczema herpeticum；EH）と呼ぶほうが正しい．なぜなら，本来KVEはアトピー性皮膚炎（AD）だけでなく乾癬，酒さ，天疱瘡，Hailey-Hailey病，Sézary症候群，魚鱗癬など幅広い疾患に生じた，汎発性の単純ヘルペスウイルス（HSV）感染症を指す幅広い疾患概念だからである[1,2]．それに対し，EHはより狭義で，ADや湿疹病変のある個体に生じた汎発性のHSV感染症のことを指す．つまり，現在臨床的にもっともよく経験するAD患者に生ずる汎発性HSV感染症は，EHとするほうがよいというのが国際的なコンセンサスである[3]．しかし，本項ではこれまでの慣習を重視して，KVEとして話を進めていくことにしたい．

KVEは通常AD患者に発熱，全身倦怠感，リンパ節腫脹などの全身症状を伴い，顔面，頸部などを中心に汎発性の小水疱，びらんを認める（図1）．KVEはこれらの臨床症状を数日〜数週間のうちに生じる急性の疾患であり，小水疱は速やかに痂皮となるため，通常はびらん，痂皮などが混在し，明らかな小水疱を認めることは少ない．皮疹だけでなく，角結膜炎，髄膜炎や脳炎などの合併症を伴うこともある．一般に，健常人ではHSV感染の多くは子どもの頃に生じ，その際の症状は歯肉口内炎の像を呈する．その後感冒や疲労の

4 ステロイド薬中止後の症状の悪化とカポジ水痘様発疹症

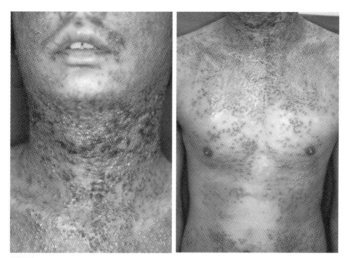

図1 ステロイド外用薬の中止後，AD患者に発症したKVEの臨床像
(口絵 p. v)

際に再活性化するが，その多くは部位がきわめて限局しており，口囲〜口唇およびその周囲に小水疱の集族する局面としてみられる．

　しかし，ADのように皮膚のバリア機能が破綻している患者では，HSVが湿疹病変のあるところに播種されることにより，全身のHSV感染症であるKVEを起こすと説明されてきた(この考えは後述するように若干の手直しが必要である)．その結果，外来を訪れるKVE患者の多くはこのようにして発症した患者と考えられている．KVE (正確にはEH)の診断はこれらの臨床症状に加え，病変部のHSV感染を証明することが必要である．そのために，水疱底のスメアからHSV抗原を検出したり，HSV-DNAをPCR法で確認することにより診断されている．HSV-IgG, IgM抗体価の上昇によって感染を証明する場合もあるが，そのためには抗体価を2ポイント以上，よいタイミングで測定しないと有意の上昇を確認することはできない．水疱内容のスメアからウイルス感染した巨細胞をみつける試み(Tzanckテスト)も行われている．

　KVEにはHSVの初感染によるものと再活性化によるものとがあり，前者のほうが重症化しやすいと考えられてきた．本来，口囲や陰部など皮膚粘膜

移行部に限局して発症するはずのHSV感染が，KVEではこのように汎発化する原因として，バリア機能が低下しているためと考えられてきた．しかし再発を繰り返す例では，なぜか同一部位に発症を繰り返すという事実は意外なほど無視されてきた．

KVEを発症させる要因

　KVEは確かに重症型のADに多いが，もし本当にHSVが播種されて生ずるとしたら，なぜ繰り返すたびに同じような部位に生ずるのだろうか？　しかもどういうわけか，KVEは男性に多く，発症部位はほとんどが顔面であり，特に口囲というより眼囲に多いという特徴をもっている．逆に女性は乳房を中心として発症し，あまり重症化しない．このような特徴を考えると，単に重症化した湿疹病変にHSVが播種されて生ずると考えるのは無理があるように思われた．そんな時，従来の考えを大きく変えるような論文が現れた．

　Wollenbergらは，KVE（正確にはEH）の患者100人の経過を細かく解析し，KVEがどのような要因により発症するかを明らかにした[2,3]．それによると，初感染と思われるのは，そのうちの約20%に過ぎず，ほとんどがHSVの再活性化によるものであることがわかった．しかもKVEを過去に発症したことのないAD患者と，KVEを繰り返しているAD患者を比較したところ，後者のほうが年下でADを発症した年齢も若い傾向がみられた．さらに体温，血沈，白血球数，好酸球数，血清IgE値は後者において有意に高いこともわかった．これらの結果以上に印象的な所見として，KVEを発症したAD患者の実に76%は発症前4週間にステロイド外用薬による治療を受けておらず，36%の患者はKVE発症の2週間前に皮疹の著明な増悪を認めていたという事実であった．

　さらにBeckらは，KVE（EH）を発症しやすいAD患者は，よりADの症状が著明で早期に発症し，他のアトピー疾患を合併しやすく，Th2反応に傾きやすく，より頻回に皮膚の感染症を起こしていることも明らかにした[4]．Pengらも，KVE（EH）を発症するADは，皮膚の炎症症状も高度でSCORADのようなADの皮疹の重症度スコアもより高いことを明らかにしている．一

方，Howellらは，皮膚由来の抗菌ペプチドであるLL-37（カテリシジン）が，KVEを起こしやすいAD患者では低下していることを報告している[5]．以上の結果は，KVEを起こすAD患者群はADのなかでもより重症な患者群であり，よりバリア機能が低下していることを示している．そのような重症群であるにもかかわらず，皮疹をコントロールするような薬物治療を中止してしまっているのである．逆に言えば，ステロイド治療を頻回に中止してしまうからこそ重症化し，KVEを起こしやすくなるのだとも言える．しかも，細菌やウイルス感染に抵抗する手段（すなわち自然免疫も）も低下しており，ADのなかでもきわめてウイルス感染を起こしやすい集団であることもわかってきた．Leungらは，これらの患者群ではIFN-γ産生に遺伝的な欠損がある可能性を報告している[6]．

KVEに対する制御性T細胞

ADにおける制御性T細胞（regulatory T cell；Treg）の異常に関しては多くの報告があるが，必ずしも一定の見解が得られていない[7,8]．つまりADの重症例ほど，Tregが増加するとの報告もあれば，その逆の報告もあるといった具合に，その傾向は一定していない．この点に関し，筆者らはそのような乖離した報告がなぜみられるかを考え，その理由としてADの増悪とKVEの発症が臨床的に区別し難いためではないかと考えた．つまり，KVEを併発した場合，それをADの重症化と考えるか，感染の併発と考え解析から除外するかによりTregの解析結果が異なってくるのではないかと考えたのである．

そこでKVEの患者の末梢血中のTreg数と機能を，発症から経時的に経過を追って検討しようと考えたのである．結果は，驚くべきもので，KVEの急性期にはTregが著明に増加するが，軽快とともに正常化することがわかった．しかし，Tregの機能自体には大きな機能低下はなかった．このようなTregの数的な増加は，HSV感染の結果に過ぎないという可能性もあるが，HSV初感染によるKVE患者のTregを経時的に検討したところ，皮疹の軽快後もTreg数の減少がみられず，このような症例では何回もKVEを繰り返すことがわかった．この症例では，Tregが減少した後に初めて皮疹の軽快が得

られたことから，Tregの増加はHSV感染の結果に過ぎないという可能性は否定的と考えた．このようなTregの増加している患者の急性期の末梢血CD8$^+$T細胞のIFN-γを検討すると，健常人と比べ著明に低下しており，それは症状の軽快とともに正常に回復することも明らかになった[9]．このような急性期のリンパ球からTregだけを除くと，CD8$^+$T細胞からのIFN-γ産生は健常人と変わらないほどに回復することから，Tregの増加がCD8$^+$T細胞からのIFN-γ産生を阻害し，それが潜伏感染しているHSVの再活性化を促す可能性が考えられた．

ステロイド治療の中止がなぜKVEをもたらすか？

もしTregの増加がHSVの再活性化をもたらすのなら，AD患者ではKVEの発症時（発症前？）になぜTregが増加するのだろうか．この疑問に答えるには，KVEがどのような状況で発症するかを思い出してみるとよいであろう．この点に関し，ADに対するステロイド治療の中止がADの症状の増悪を招き，それがKVEの発症につながっているとするWollenbergらの報告[2, 3]に注目する必要がある．つまり，炎症を抑制していたステロイドを急に中止することにより免疫応答が急に活性化し，それが潜伏しているウイルスの再活性化をもたらすかもしれないと考えることはできないだろうか．このような病態は，免疫再構築症候群（immune reconstitution syndrome；IRS）として包括される疾患概念ときわめて類似している．本来IRSは，AIDS患者にART療法をすることによりCD4$^+$T細胞が増加し，免疫機能が回復しているのに逆に日和見感染が増悪したようにみえる現象を指している[10, 11]（図2）．IRSがみられる疾患は表に示すが，多くの日和見感染症に加え，サルコイドーシスやバセドウ病のように自己免疫疾患に近いものから，薬剤性過敏症症候群（DIHS）のような薬疹までを含む．これらの疾患では，Tregの増加に伴ってウイルスの再活性化がみられることが特徴である[12, 13]．IRSは当初，AIDS患者に限って報告されていたが，その後この概念は拡大解釈されるようになり，免疫抑制薬（ステロイド薬など）や生物学的製剤（TNF-α阻害薬など）の減量や中止に伴い生じてくる免疫機能の回復に伴い起こってくる病態も含む

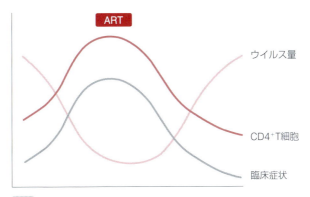

図2 免疫再構築症候群(IRS)の概念
ART療法の開始によりCD4$^+$T細胞は増加し，免疫機能は回復する．それによりウイルスは減少するが，ウイルス感染症様の臨床症状は逆に増悪する．

表 IRSに含まれる疾患

- 結核
- 単純ヘルペス
- 帯状疱疹
- C型肝炎ウイルス感染症
- B型肝炎ウイルス感染症
- サイトメガロウイルス感染症
- クリプトコッカス症
- バセドウ病
- サルコイドーシス
- 薬剤性過敏症症候群(DIHS)

ようになり，急速に注目を集めることになった．これらの病態は，これまで免疫抑制薬の副作用による単なる日和見感染症と考えられてきた．しかし，その発症経過を細かく検討してみると，免疫抑制剤の減量や中止に応じて生じてきた免疫機能の回復が，逆にその以前に増加していた病原体に対する免疫反応を高める結果として起こってくる病態と考えたほうがよいということがわかってきたのである．このような反応は，従来ステロイド中止によるリバウンドや合併する感染症とみなされてきたが，免疫再構築に伴う感染症様症状と解釈したほうが，治療を考えるうえで有用であることがわかってきた

のである.

　この具体例として，DIHSの経過中に生じてきたサイトメガロウイルス(CMV)の再活性化による消化管潰瘍の例を考えてみたい[14]．この症例はステロイドの減量中にCMV再活性化による消化管潰瘍を生じており，従来の考えに従えば，用いたステロイドによる副作用とみなされがちな症例であった．しかし，細かく経過をみていくとDIHS発症から5～7週でDIHSの症状が落ち着いた後に生じており(DIHSではこのタイミングでCMVの再活性化が起こりやすいことがわかっている)，治療として抗ウイルス薬や免疫グロブリン製剤が奏効していることからも，IRSによる病態と考えるべきCMV感染症であった．

　免疫再構築というと，本来の正常機能をもつ免疫反応が回復する場合だけを考えがちだが，炎症性疾患においては，さまざまな臓器に対する異常な免疫応答の回復(つまり自己免疫反応の増強)も含んでいると考えるべきなのである．たとえば関節リウマチ(RA)に対してTNF-α阻害薬を投与すると，RAは軽快するが，それとともに潜伏しているウイルスに対する免疫応答も抑制されることになり，結果としてウイルスは増加するが何も症状は起きない．しかし，そのTNF-α阻害薬による抑制状態が回復してくると，RAの症状は再び増悪してくるとともに，潜伏しているウイルスに対する免疫応答も回復し，そのウイルス感染症の症状が現れてくることになる．つまり，RAの増悪に一致して，帯状疱疹などが発症してくることになる[15]．

　これをKVEに当てはめると次のようなストーリーになろう．つまり，ADに対して十分なステロイド外用を行っていれば，異常な免疫応答は抑制され，それとともに潜伏ウイルスに対する免疫応答も抑制されることになる．その結果，ウイルスは増加していても，何ら臨床症状は示さない．しかし，ステロイド外用を中止すると，これまで抑制されてきた免疫応答が急激に回復することにより皮疹が増悪する一方，その増悪を抑制すべくTregが増大する．このようなTregの増大は皮疹を軽快させる一方で，潜伏ウイルスを増殖させることになる(図3)．このような潜伏ウイルスの増殖は，Tregの抑制効果を越えてウイルスに対する免疫応答を活性化し，ウイルス感染症の臨床症状を惹起することになる．このようなTregとエフェクターT細胞(Teff)のバラン

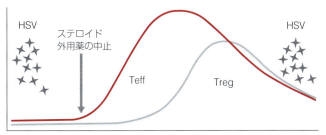

図3 カポジ水痘様発疹症（KVE）は免疫再構築症候群はIRSか？
ステロイド外用薬の中止がTeffの活性化を招き，それがTregの活性化と潜伏ウイルスの再活性化をもたらす．

スの崩れが，皮疹の増悪を伴うKVEの症状に結びつくものと思われる．

KVEの治療

それではKVEの治療はどのようにすべきなのだろうか？ IRSの治療の原則は病原体に対する治療と，再構築されてくる免疫応答の適度の抑制である．前者のみで軽快することもあるが，後者と併用するほうが好ましいこともある．たとえば，CMV感染症では抗ウイルス薬の使用と，場合によりステロイド薬の併用（増量）が必要なこともある．実際，IRSとしてのCMV感染症に対してステロイド・パルスが奏効したとの報告もある[16]ほどである．新たにステロイド薬を使わないまでも，IRSを生じたらステロイド薬の減量は避けるべきである．このように，DIHSは病態そのものがIRSにきわめて近いので，DIHSにおける内服ステロイド薬の減量はきわめて難しいのである．実際，KVEもごく初期ならステロイド薬の外用が奏効するのである．

●

ステロイド外用，内服をどのように減量し，中止すべきか，という命題は，いくら経験しても簡単に方式化できるようなものではない．ステロイド投与中の消化管潰瘍に対して，ステロイドを減量すべきか否かという臨床上の疑

問は，CMVの再活性化という新たな因子を明らかにすることができて初めて，正しい議論ができるようになったと言える．医師，薬剤師のなかに，ステロイドは感染症を増悪させるだけであるという考えは根強い．かく言う筆者にしても，明らかな感染症のある患者にステロイド薬の多量投与に踏み切るには相当の勇気が必要である．

　本稿で述べたさまざまな病態は必ずしも外用の中止だけで生じているとは言えないが，内服ステロイドの中止や減量がどのような免疫反応や感染症をもたらすかを知ることにより，われわれはIRSという病態が外用によっても起こりうるという認識を持つことができるのではないかと考えている．ステロイドの使用は免疫反応を強力に抑えるばかりでなく，その急激な中止は免疫反応を活性化させる手段でもあるという認識はもつべきであろう．

　謝辞：本項は厚生労働科学研究費補助金（難治性疾患克服事業）の援助を受けた．

（塩原哲夫）

文献

1) Bussmann C, et al : Molecular pathogenesis and clinical implications of eczema herpeticum. Expert Rev Mol Med, 10 : e21, 2008.
2) Wollenberg A, et al : Predisposing factors and clinical features of eczema herpeticum : a retrospective analysis of 100 cases. J Am Acad Dermatol, 49 : 198-205, 2003.
3) Wollenberg A, et al : Viral infections in atopic dermatitis : pathogenic aspects and clinical management. J Allergy Clin Immunol, 112 : 667-674, 2003.
4) Beck LA, et al : Phenotype of atopic dermatitis subjects with a history of eczema herpeticum. J Allergy Clin Immunol, 124 : 260-269, 2009.
5) Peng WM, et al : Risk factors of atopic dermatitis patients for eczema herpeticum. J Invest Dermatol, 127 : 1261-1263, 2007.
6) Leung DY, et al : Human atopic dermatitis complicated by eczema herpeticum is associated with abnormalities in IFN-γ response. J Allergy Clin Immunol, 127 : 965-973, 2011.
7) Ito Y, et al : Expansion of FOXP3-positive CD4 + CD25 + T cells associated with disease activity in atopic dermatitis. Ann Allergy Asthma Immunol, 103 : 160-165, 2009.
8) Orihara K, et al : Circulating Foxp3 + CD4 + cell numbers in atopic patients and healthy control subjects. J Allergy Clin Immunol, 120 : 960-962, 2007.

9) Takahashi R, et al : Pathologic role of regulatory T cells in the initiation and maintenance of eczema herpeticum lesions. J Immunol, in press.
10) Shelburne SA, et al : Immune reconstitution inflammatory syndrome : emergence of a unique syndrome during highly active antiretroviral therapy. Medicine, 81 : 213-227, 2002.
11) Shiohara T, et al : Recognition of immune reconstitution syndrome necessary for better management of patients with severe drug eruptions and those under immunosuppressive therapy. Allergol Int, 59 : 333-343, 2010.
12) Miyara M, et al : The immune paradox of sarcoidosis and regulatory T cells. J Exp Med, 203 : 359-370, 2006.
13) Takahashi R, et al : Defective regulatory T cells in patients with severe drug eruptions : timing of the dysfunction is associated with the pathological phenotype and outcome. J Immunol, 182 : 8071-8079, 2009.
14) Asano Y, et al : Cytomegalovirus disease during severe drug eruptions : report of 2 cases and retrospective study of 18 patients with drug-induced hypersensitivity syndrome. Arch Dermatol, 145 : 1030-1036, 2009.
15) 五味方樹ほか：関節リウマチに対する白血球除去療法後に生じた免疫再構築症候群の1例. 臨床皮膚科, 64 : 133-136, 2010.
16) Qazi NA, et al : Case report. Severe cutaneous ulceration secondary to cytomegalovirus inclusion disease during successful immune reconstitution with HAART. AIDS Read, 12 : 452-454, 2002.

第 6 章
アトピー性皮膚炎患者に対する指導の極意

1 アトピー性皮膚炎治療における薬学管理の実践

KEY POINTS

- アトピー性皮膚炎のガイドラインを熟知したうえでの服薬説明が重要である．
- 塗布量の目安であるFTUを正しく理解し，適正な用量を知っておくとよい．
- ステロイド外用薬の副作用を正しく理解し，患者に安全性や有効性を適切に伝えることが重要である．
- アトピー性皮膚炎患者のメンタルケアは，コンプライアンスの低下や治療の自己中断を防止するのに役立つ．

　アトピー性皮膚炎における薬物療法はステロイド外用薬が中心であり，患者へ服薬説明を行うにはステロイド外用薬の副作用を正確に把握し，適正な使用方法を理解しなくてはならない．ステロイド外用薬の適正使用は医療用医薬品添付文書だけでは不十分であり，主としてガイドラインに従って行われるため，ガイドラインを理解することが不可欠である．ガイドラインは専門医向けの「日本皮膚科学会版」[1]と一般臨床医向けの「厚生労働科学研究班版」[2]の2種類があり，両ガイドラインは基本的な治療方針が同じではあるが，重症度の判定やステロイド外用薬の使用方法が異なっている．この重症度の判定法が異なるとそれに応じたステロイド外用薬の選択が異なるため，それぞれのガイドラインの理解と注意が必要である．

　本稿では，アトピー性皮膚炎治療における薬学管理に必要な知識として，ステロイド外用薬の適正使用についてガイドラインを参考に解説する．

処方監査

　ステロイド外用薬の処方監査では、処方されたステロイド外用薬のランクが年齢や塗布部位に適正かどうかを確認することが重要である。厚生労働科学研究班版のガイドライン[2]では、1〜2週間をめどに重症度の評価を行い、ランクの変更を検討することとなっている。そのため、あまったステロイド外用薬を誤って使用しないように指導することが大切である。

　塗布部位や塗布回数は処方せんに記載されていないことが多い。アトピー性皮膚炎ではランクが異なる複数のステロイド外用薬が処方されている場合が多く、容器に塗布部位や塗布回数を記載したり、イラストを用いて患者の理解度を確認しながら服薬説明を行うとよい。

 ## 塗布量

　皮膚外用薬は簡単に塗れることから、塗布量が不十分であったり、過剰であったりすることが多い。とくに、ステロイド外用薬はいまだに薄く塗ることを指導する薬剤師も少なくない。皮膚外用薬は塗る量が適正でないと十分な効果が得られない。そのため、皮膚科医は実際に塗布量を患者に見せて指導を行う場合が多い。薬剤師も普段から皮膚外用薬に触れ、それを服薬説明に生かすことができるようにしておく必要がある。

　詳細は他項（p.109）で述べられているが、外用薬の塗布量の目安としてFTU (finger-tip unit)[3]が提唱されている。1FTUはチューブから軟膏を大人の人差し指の先端から第一関節まで絞り出した量（約0.5g）で、手2枚分の塗布量である。図1および図2は、成人と幼・小児においてそれぞれの部位に必要なFTU数を示したものである。ただし、1FTUは口径5mmのチューブ、すなわち25g程度のチューブから絞り出した時であることに注意しなければならない。適切な患者説明を行うためには、チューブごとの口径と適正な用量を知っておくことは重要かもしれない。しかし、実際には、適切な塗布量についての指導はFTUを用いても容易ではなく、あくまでも目安として捉え、制限量のあるタクロリムス軟膏や活性型ビタミンD_3製剤などを除き、十分量

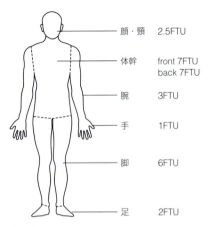

図1 成人に軟膏剤を塗布するのに必要なFTU数　（文献3より引用）

年齢	顔・頸	腕・手	脚・足	躯幹（前部）	躯幹（背部）・臀部
			FTU		
3〜6ヵ月	1	1	1.5	1	1.5
1〜2歳	1.5	1.5	2	2	3
3〜5歳	1.5	2	3	3	3.5
6〜10歳	2	2.5	4.5	3.5	5

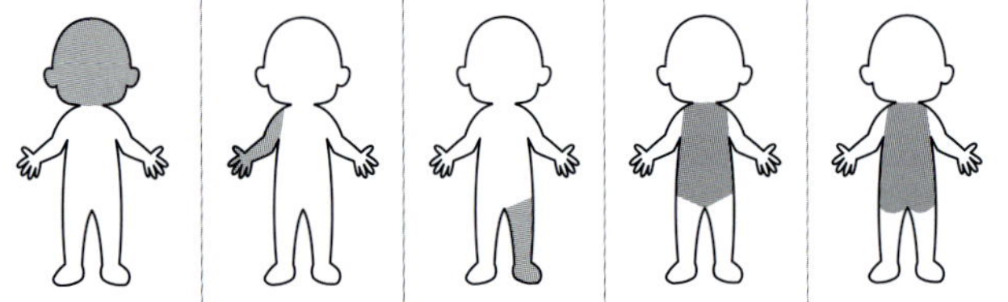

図2 小児に用いる場合のFTU数　（文献3より引用）

を塗るよう指導することが重要である．なお，軟膏とクリームでは1FTUに差はないとされている[3]．

使用量については指導するだけでなく，適正に使用しているか確認することも大切である．使用量の確認は聞き取りだけでは不十分であるため，必要に応じて残っているステロイド外用薬を持参させ確認する．使用量の確認はコンプライアンスのみならず副作用防止にも役立つ．

塗布回数

日本皮膚科学会版のガイドライン[1]では，外用薬の用法について，急性増悪期には1日2回(朝，夕：入浴後)を原則としている．ステロイド外用薬のランクを下げたり，ステロイドを含まない外用薬に切り替える場合には，1日1回あるいは隔日投与などの間歇投与を行いながら再燃のないことを確認することとなっている．

ストロングクラス以上のステロイド外用薬では，3週間以降の治療効果については1日2回塗布と1回塗布の間に有意差がないことから，軽快後は1日1回外用させることが推奨されている．一方，マイルドクラスの場合には，1日2回のほうが1回よりも有効であるとされている．

以上のことから，塗布回数が適当であるかを確認する際には，アトピー性皮膚炎の病状およびステロイドのランクのそれぞれから判断することが大切である．

副作用

服薬説明では患者からステロイド外用薬の副作用について質問されることが多い．マスコミによるステロイドバッシングなどの影響で，ステロイド外用薬に対し恐怖感をもつ患者は少なくない．皮膚が黒くなったり，象のように厚くなったりするのはステロイド薬の副作用であると考えている薬剤師もいまだにいるのが現状である．ステロイド薬は血管収縮作用および萎縮作用があるため，皮膚はひ薄化する．皮膚が黒く厚くなるのはステロイド外用薬

の量が不十分なために炎症が遷延して生じるものであり,ステロイド外用薬の副作用ではない.このように,ステロイド外用薬は副作用を正しく理解し,患者に対して安全性や有効性を適切に伝えることが重要である.

ステロイド外用薬の局所性副作用は皮膚委縮,ざ瘡・毛嚢炎,多毛,ステロイド紫斑など多様であるが,中止あるいは適切な処置により回復する可逆的なものである.表1[4)]に前腕部を対象とした局所性副作用に対するステロイド外用薬の使用基準を示す.また,表2[5)]には副腎皮質機能抑制が起こる可能性のあるステロイド外用薬の予想量を示す.患者の年齢や患部によっても

表1 ステロイド外用薬使用基準(局所性副作用)

a ステロイド外用薬連用で局所性副作用が発生し得る予想期間

局所作用の強さの分類	予想期間
ストロンゲスト	4週以上
ベリーストロング	6週以上
ストロング	8週以上

b 連用時の安全期間の目安

部位	局所作用の強さの分類	安全期間
顔面,頸部,陰股部,外陰部	全群	2週以内
その他の部位	ストロンゲスト	2週以内
	ベリーストロング	3週以内
	ストロング以下	4週以内

(文献4より引用)

表2 ステロイド外用薬により副腎皮質機能抑制が発生し得る予想量

ランク	成人	小児
ストロンゲスト	10g/日以上	5g/日以上
ベリーストロング	20g/日以上	10g/日以上
ストロング以下	40g/日以上	15g/日以上

密封療法では1/3量が望ましい

(文献5より引用)

異なるが，この表の半分以下の量が安全性の面からは推奨される量となる．ステロイド外用薬の全身性副作用は内服薬に比べて軽度であり，0.05％クロベタゾールプロピオン酸エステル軟膏を1日10g単純塗布した場合の副腎皮質機能抑制は，ベタメタゾン錠を1日0.5mg内服した場合に相当するに過ぎないことが報告されている．ただしこれらの報告は限られており，広範囲に長期間使用する場合は副作用に十分注意する必要がある．ステロイドの外用量が1週間で30g以内であれば，ほとんどの患者で副腎皮質機能抑制は生じないとされている．ただし，3ヵ月以上の長期にわたり，1日5〜10g程度のステロイド外用薬を連日継続して使用する場合には，定期的に検査を行う必要があることが日本皮膚科学会のガイドライン[1]に記載されている．

保存方法

　ステロイド外用薬は大部分が室温で保存すれば問題はない．ただし，ローション剤やスプレー剤などは温度管理が必要なものや火気を避けるものがある．夏場は車内など高温となる場所にステロイド外用薬を放置しないように指導することも大切である．たとえば，油脂性基剤や乳剤性基剤では，高温で保存すると基剤が溶けて主薬の均一性が損なわれることがある．早崎らの報告[6]ではチューブのキャップを上にして82℃で3時間加温した後，5℃で1時間冷却し，上部・中部・下部中のステロイド量を測定したところ，表3に示すようにほとんどが下部に偏在していた．このように，夏場は車内など高温となる場所に放置しないなど保存方法についても説明する必要がある．

　ステロイド外用薬は一度に何本も処方されることが多い．外用薬は使用期限がわかりづらいため，チューブなどの使用期限が記載してある箇所を教えたうえで，開封したら開封日を記入し，古いものは使用しないなど説明することも大切である．

グループ療法

　アトピー性皮膚炎は慢性疾患であり，寛解と増悪を繰り返して治療が長期

表3 加温によるステロイド含有への影響

商品名	融点(℃)	上部	中部	下部
アルメタ®軟膏	48	34	37	289
ジフラール®軟膏	52.7	4	5	213
ボアラ®軟膏	53	48	78	209
ダイアコート®軟膏	49.3	5	5	281
リンデロン®-DP軟膏	46	62	70	232
リンデロン®-V軟膏	46	47	51	218
リンデロン®-VG軟膏	46	33	35	233

各数値は1gあたりの主薬表示量に対する%

(文献6より引用，一部改変)

間に及ぶことから，コンプライアンスが低下し，治療が中断されることが多くみられる．とくに成人の重症例においては，アトピー性皮膚炎以外の心理社会的ストレスが関与し，掻破行動により自ら皮疹の悪化をもたらしている例もまれではない．このような場合，精神科医を含めたチーム医療が必要となることがある．

檜垣らの報告[7]では，アトピー性皮膚炎患者を対象に，ストレスと掻破行動の関係や治療に関する30分間の講義と1時間のフリートークで構成されたグループ療法を行い，アンケート調査をしたところ，皮膚症状の改善，掻破行動の減少，ストレスへの対処の向上，不安感の減少が半数以上の患者でみられた．グループ療法自体に対しても「疾患が理解できた」「意識が向上した」「不安や疑問が解消した」「治療に関して他の患者の話が参考になった」などの意見が得られている．グループ療法は患者同士で場を共有し，同じ立場で話し合うことでストレスの緩和や治療意欲の向上が期待できる．

このように，アトピー性皮膚炎の治療では，グループ療法と同様に，患者の訴えをしっかりと聞いて患者のメンタルをケアし，コンプライアンスの低下や治療の自己中断を防ぐことが大切である．

ステロイド外用薬は塗布回数や塗布量など使用方法が煩雑であり，正しく理解していない患者が多い．ステロイド外用薬に対する誤解も多く，恐怖心や忌避からコンプライアンスの低下が認められることもある．アトピー性皮膚炎ガイドラインを熟知し，ステロイド外用薬の使用方法や副作用を理解することがアトピー性皮膚炎における薬学管理には重要である．

（松元美香／大谷道輝）

文献

1) 日本皮膚科学会アトピー性皮膚炎診療ガイドライン作成委員会：アトピー性皮膚炎診療ガイドライン．日皮会誌，119：1515-1534, 2009.
2) 厚生労働科学研究班：アトピー性皮膚炎治療ガイドライン．第5版，2008.
3) Long CC, et al : The finger-tip unit--a new practical measure. Clin Exp Dermatol, 16 : 444-447, 1991.
4) 島雄周平ほか：ステロイド外用剤の外用期間と外用方法．日本医事新報，3625：135-136, 1993.
5) 島雄周平ほか：外用ステロイド剤による全身的影響．Therapeutic Reseach, 8 : 222-231, 1988.
6) 早崎孝則ほか：チューブ入り軟膏剤の加温溶融後の主薬均一性について．病院薬学，18：22-27, 1992.
7) 檜垣祐子ほか：成人のアトピー性皮膚炎患者に対するグループ療法．臨床皮膚科，57：1150-1154, 2003.

2 アトピー性皮膚炎患者のアドヒアランスとその関連要因

KEY POINTS

- アトピー性皮膚炎は適切な治療で克服することのできる疾患であるが，アドヒアランスの低下が阻害因子となっている．

- アドヒアランス低下の一因は患者や保護者のステロイド忌避にあるが，逆にアドヒアランス向上に役立つこともある．

- もっとも重要なアドヒランス行動はスキンケア行動であるが，患者との良好な関係の構築が重要な因子となる．

- 寛解維持期のスキンケア行動の継続こそが大切であり，患者や保護者へのねぎらいや賞賛などの好子を与えて習慣化を実現する．

　アトピー性皮膚炎（AD）は小児の10〜30％程度が罹患するcommon diseaseであり，近年は成人の患者も増加している．患者の多くは軽症であり，ステロイド外用薬にて皮疹を容易に消失させ得る．しかし，アドヒアランスが悪いと，軽症でも寛解状態を維持することは困難で，寛解と増悪を繰り返すことになる．むしろ入院加療を経験した重症患者のほうが長期的なアドヒアランスがよいために良好な予後を実現しているケースが少なくない．ADの治療はちょっとしたコツさえつかんでしまえば，ほとんどの患者は寛解状態を実現し，ステロイド外用薬の副作用を回避しつつ寛解を維持することは不可能ではない．にもかかわらず，実に多くの患者が不十分なコントロール状態でQOLを低下させているのは残念なことである．もちろん，医師側の指導や処方内容に問題があるケースも存在する．しかし，同じ処方内容でも，使用法と患者のアドヒアランスの程度によって予後はまったく異なったもの

となる．したがって，ADの治療に携わるものは，患者のアドヒアランスをいかに高め，維持するか，という側面にも留意が必要である．

アトピー性皮膚炎患者（保護者）の治療アドヒアランスを阻害する要因と高める要因

　ADのように外用薬を使用する疾患に罹患した小児患者の親または保護者にアンケート調査を行った米国からの報告[1]では，外用薬を塗布する時間がかかりすぎる，治療内容が複雑すぎると考えている回答はわずかであったが，97％の親（保護者）が，過去1年以内に子どもの皮膚疾患の治療法について教育を受けていないと回答している．子どもの皮膚の治療を行うことに不快感を抱くものはわずか4％しかおらず，皮膚が悪化したときの対処法がわからないと回答したものは6.9％しかいなかった．しかし，皮疹がなく調子のよいときに保湿剤の塗布が必要であると回答したものはわずか11％しかいなかった．ステロイド外用薬への心配があると答えたものは22.3％いたが，標準治療よりも代替医療を好むと回答したものは8％に過ぎなかった．ADの治療では，寛解維持期における保湿剤の使用が欠かせないが，正しい理解をしていないものが多いのは日米に共通した現象のようである．

　筆者らは，以前，約250人の外来患者の保護者に無記名の質問票調査を行い，ADの治療に関するアドヒアランス行動と関連要因について共分散構造分析を行った[2]．図1はこの解析から導かれた構造方程式モデルの一つであるが，体を洗い外用薬（ステロイド薬を含む）を塗布するスキンケア行動にもっとも強い影響を与えていたのは患者との良好な関係であった．また，主観的重症感はスキンケア行動と環境整備行動の両者に有意な影響を与えていた．また，医療者との関係のよい保護者は治療に対する自己効力感が高かった．アドヒアランス行動に間接的な影響を与える要因としては，社会的支援が良好な保護者は医師−患者関係もよく，逆に治療に関する費用をもったいないと思う（吝嗇傾向のある）保護者は医師−患者関係や社会的支援がよくないという相関がみられた．また，自己犠牲感の強い母親は吝嗇傾向があり，夫からの支援や社会的支援が少なかった．

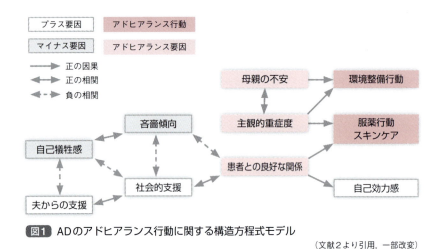

図1 ADのアドヒアランス行動に関する構造方程式モデル

（文献2より引用，一部改変）

　本研究ではスキンケア行動のアドヒアランスは受診間隔が短いほうが良好であるとの結果が得られたが，後に米国から発表された報告でも外来受診の前後数日間の外用治療のアドヒアランスが向上しており[3]，受診間隔を1～2週間程度まで短くしたほうが薬物療法のアドヒアランス向上には役立つようである．

　別の米国からの報告[4]では，12人のAD患者の母親に半構造化面接を行い，アドヒアランスに影響する因子を抽出したところ，託児施設における外用塗布の可否，疾患が日常生活に与える障害の程度，保護者への患者教育，医師-患者（保護者）関係，代替療法，などが指摘された．筆者らの研究と同様，とくに医師-患者関係は母親の治療態度の形成に重要で，医師のコミュニケーションスキル，医師が患者に費やす時間，受診予約や治療に母親の関与を考慮することが前向きの姿勢を生み出す．

ステロイド忌避とアドヒアランス

　ステロイド外用薬はAD治療の第一選択薬であるが，ステロイド忌避により適切な治療を行わない患者（保護者）が存在する．これは日本に限らず，他の国でもみられる現象である．成人の患者も小児患者の保護者も含むフランスの調査[5]では，ステロイド外用薬の使用にまったく懸念がないと答えたのは，わずか19.3％で，残りは多かれ少なかれある程度の懸念を抱いていることがわかった．また，ステロイド外用薬が短期的には効果があることを88.8％の回答者が認めていたが，長期的な効果に関しては41.2％しか認めていなかった．そして皮膚にダメージを与えるという認識をもつものは44.8％に及んだ．ただし，ADを悪化させると思っている人は11.7％に過ぎなかった．わが国でも似たような傾向にあるが，半数近い48.8％の患者（または保護者）が「ステロイド外用薬の副作用を具体的には知らないがステロイドは怖い」という認識をもっていた．ステロイド外用薬の使い方や使用量について医師とまったく話をしたことがない患者が，それぞれ14.6％，16％もおり，たまにするというものを合わせても4割にも達しておらず，治療にとって最も肝心な情報が与えられていないという実態が浮かび上がった．ステロイド外用薬の使い方や副作用について複数の医師からの情報が一致していたと答えた患者は，それぞれ約7割，3割程度であり，医師と薬剤師の情報がまったく異なると答えた患者は2割存在した．

　筆者らが外来の初診患者の保護者を対象に調査を行ったところ，ステロイド忌避が38.3％に認められた．筆者の施設ではステロイド薬を使う標準治療を行うことがホームページにも記載され，患者のブログなどにも書かれていることから，ステロイド忌避の強い患者は最初から受診しない傾向にあるため，プライマリ・ケアの現場ではもっと多いのかも知れない．それでも，あまりにも重症化しやむを得ず受診するステロイド忌避の患者も少なくない．そうした患者（保護者）に対して，ただガイドラインに従った処方をしてもまったく治療効果は期待できない．そこで，ステロイド忌避のある保護者と忌避のない保護者の違いを調べたところ，多変量解析にて表1の結果が得られた[6]．当然のことであるが，ステロイド忌避のある保護者は，ステロイド

表1 小児AD患者の保護者のステロイド外用薬に対する認識

		ステロイド忌避あり	ステロイド忌避なし	P値
ステロイド外用薬に対するイメージ	悪い	62.3%	37.1%	<0.001
	よい	4.5%	27.4%	
	どちらでもない	32.5%	31.6%	
	その他	0.6%	3.8%	
ステロイド外用薬自己中断歴	あり	57.7%	25.0%	<0.001
ステロイド外用薬に対する受診前の認識	何らかの皮膚への副作用が心配	67.1%	48.9%	<0.001
	皮膚が薄くなる	32.3%	22.5%	0.024
	皮膚が黒くなる	21.0%	10.7%	0.003
	全身への副作用が心配	34.1%	20.1%	0.001
ステロイド外用薬の使用	未使用	6.7%	4.0%	<0.001
	過去に使用	25.2%	9.1%	
	現在使用中	68.1%	86.9%	
代替医療が好き		22.2%	13.0%	0.013

（文献6より引用）

外用薬に対するイメージは忌避のない患者よりも有意に悪いと回答したものが多かった．また，ステロイド外用薬を自己判断で中止した既往をもつものが多く，副作用を心配するものの割合が忌避のないものより多かったのは当然であるが，ステロイド忌避がない保護者でも何らかの副作用を心配しているものが48.9％に達しており，皮膚が黒くなるという間違った副作用情報を信じているものの存在もあった．ステロイド忌避があるにもかかわらず初診時に使用中と回答したものが68.1％に達していることから，使いたくないが医師から指導されて嫌々使っている姿が浮かび上がってくる．実際，患者（保護者）の話を聞くと，「ステロイド外用薬は心配だが，使わないと生活に支障がでるほどひどくなるのでやむを得ず最小限副作用が出ない程度に使っている」というものが多い．このような中途半端な使い方をしているために，治る病気も治らず，適切な治療でステロイド外用薬が不要な状態に持ち込めるにもかかわらず長年ずるずると使い続けることになったステロイド忌避患者

表2 保護者のステロイド忌避と相関のある要因

		修正オッズ比	95%信頼区域	P値
患者の性別	男児	1.00	—	—
	女児	1.85	1.20-2.85	0.005
両親のAD歴	母親ADなし	1.00	—	—
	母親ADあり	1.15	0.64-2.05	0.39
	父親ADなし	1.00	—	—
	父親ADあり	1.94	1.03-1.53	0.034
病院ショッピング歴あり		1.25	1.03-1.53	0.026

(文献6より引用)

の不幸が存在する.

ステロイド忌避のある患者の特徴としては,代替医療を好むこと,患者は女児に多く,父親にADの既往があり,病院ショッピングをする傾向が認められた(表2).

ステロイド忌避の克服とアドヒアランス行動

ステロイド忌避のある患者(保護者)のなかで,自分自身がステロイド外用薬を使った治療で改善せず悪化した経験をもつものは説得が容易ではない.たとえ説得したとしても,自宅で適切な治療を継続できる可能性はきわめて低い.したがって,入院加療を行うか,連日外来で処置を行い,毎日皮疹の状態をモニタリングしながら,薬物療法とスキンケアの指導をしたほうがよい.使用すべきステロイド外用薬の強さと量と塗布部位,そして寛解導入から寛解維持療法に移行するタイミングなど,外来の短い診察時間で説明し正しく理解してもらうことは不可能である.筆者は,初診患者は原則として全員アトピー教室に参加してもらい,医師と看護師からそれぞれ1時間ずつの講義を実技の指導を受けてもらっている.そして,重症患者やステロイド忌避のある患者には入院加療を勧め,ステロイド外用薬の正しい使い方と副作用を避けるコツを体験学習してもらう.重症でなくとも短期的な教育入院で実際の治療のコツを体験してもらうことは有用である[7].

中途半端な治療状態のまま長年ステロイド外用薬を連日塗布してきた患者もおり，すでに皮膚萎縮など副作用が認められる患者もたまにはいるが，多くは塗布量が不足しコントロールがついていないケースである．しかし，ステロイド外用薬の副作用は可逆的であり，正しい治療によって解消が可能である．重症のAD患者には皮膚感染症などの合併症が多い．また，ステロイド外用薬の連日塗布による寛解導入期には，多くが異所性汗疱を思わせるようなしつこい皮疹を経験する[8]．重症患者にはあらかじめ，合併症や一時的にぶり返しに思えるような経過をたどって改善し寛解に至ることを話しておくと信頼関係を壊さずに済む．

　ステロイド外用薬を塗布すると反動で悪化すると思い込んでいる患者（保護者）には，寛解導入し皮疹が消失したあとにプロアクティブな治療で再発を防ぐ方法[9]を指導すべきである．ステロイド外用薬の連用は皮膚萎縮を招くため，寛解維持期には間欠塗布に移行，もしくはタクロリムス軟膏に変更が必要となる．どの程度のスピードでステロイド外用薬の使用間隔を空けていくかは患者ごとに異なるため，ある程度の経験が必要であるが，ステップダウンが早すぎると再燃するため，皮疹の出現をモニタリングしながら患者に合ったスピードに調整する必要がある．ここは医療者側と患者側の二人三脚による取り組みが必要になるところで，試行錯誤しながら信頼関係を深めていくことになる．このような姿勢で取り組んでいると，いつしかステロイド忌避は克服できていることが多い．

長期的なアドヒアランス行動の改善

　ステロイド忌避は，アドヒアランスを低下させる一因ではあるが，これは，医療者側の誠実な態度と治療への情熱でほとんどのケースで克服が可能である．むしろステロイド忌避を持っている患者のほうが，プロアクティブ療法におけるスキンケアのアドヒアランスがよい傾向にある．寛解維持期でもっとも大切なアドヒアランス行動はスキンケア行動であり，調子がよいと面倒になって患者が自己中断してしまいがちな行動でもある．皮疹がひどくて日常生活にも支障を来すときには，ステロイド忌避患者でもやむを得ずステ

イド外用薬や内服薬を使用することがある．しかし，日常生活に支障がない程度に改善すると無治療に戻ってしまう患者が多い．このような行動パターンこそがAD克服の敵であることを患者には理解させる必要がある．そのためには次のようなポイントを整理して伝えるとよい．

❶ ADの炎症を抑えて皮膚をきれいにする薬はステロイド外用薬
❷ ADの悪化因子を減らして皮膚が体を守る力を強化するのはスキンケア（洗うことと保湿すること）
❸ ADの治療はステロイド外用薬で皮膚をきれいにしてからが本当のスタート（ステロイド外用薬から保湿剤に徐々に移行しつつ寛解を維持する）

　多くの患者はスキンケアの重要性を理解していないために，❷と❸の認識がない．これらは初診時および再診時に繰り返し服薬指導すべきと思われる．軽症患者の多くは，半年から1年ほどでステロイド外用薬がなくても寛解を維持できるほどになってしまうが，保湿剤を中断すれば再発する．したがって，ステロイド外用薬が不要になってもスキンケアを続行することの大切さを理解させ，そのフォロー体制を築いておくべきである．
　患者が小児の場合，子どもがスキンケアを行う場合と親が行う場合があるが，いずれにしても子どもが嫌がらず積極的にスキンケアできるよう指導する必要がある．ここでのポイントは，スキンケアの重要性を説得することではない．保護者にはスキンケアの重要性が理解できるが，子どもには難しい．また理解できたとしも，実行できるかどうかは別の問題である．保護者が子どものスキンケアをする場合も，子ども自身がスキンケアを行う場合も，長期に維持できるようにするには，習慣化するまで，スキンケア行動を行う人に対して正の強化子（報酬または好子）を随伴させる必要がある．子どもの場合には，親がスキンケアの直後に好きなビデオを見せたりお菓子を与えたりという好子を与えることができるが，子どものためにスキンケアを行っている親に対しては医療者側が何らかの好子を与える必要がある．多くの場合，受診時や服薬指導を行うときに親に対するねぎらいの言葉をかける心遣いが

好子となる．医療者側はつい，不足点を見つけて，それを克服せよと指導したくなるが，嫌子を与えることとなって逆効果となりアドヒアランスを下げてしまうことが多い．むしろ少々の欠点には目をつむり，長所を見つけて賞賛したほうがよい．親子ともに自己効力感が上がってアドヒアランスが良好となると，いつしか欠点は解消していく．

（大矢幸弘）

文献

1) Ellis RM, et al : Potential barriers to adherence in pediatric dermatology. Pediatr Dermatol, 28 : 242-244, 2011.
2) Ohya Y, et al : Psychosocial factors and adherence to treatment advice in childhood atopic dermatitis. J Invest Dermatol, 117 : 852-857, 2001.
3) Feldman SR, et al : Adherence to topical therapy increases around the time of office visits. J Am Acad Dermatol, 57 : 81-83, 2007.
4) Fenerty SD, et al : Maternal adherence factors in the treatment of pediatric atopic dermatitis. JAMA Dermatol, 149 : 229-231, 2013.
5) Aubert-Wastiaux H, et al : Topical corticosteroid phobia in atopic dermatitis : a study of its nature, origins and frequency. Br J Dermatol, 165 : 808-814, 2011.
6) Kojima R, et al : Factors associated with steroid phobia in caregivers of children with atopic dermatitis. Pediatr Dermatol, 30 : 29-35, 2013.
7) 二村昌樹ほか：乳幼児アトピー性皮膚炎患者に対する短期教育入院「スキンケアスクール」の効果．アレルギー, 58 : 1610-1618, 2009.
8) 堀向健太ほか：重症アトピー性皮膚炎治療初期に発症する汗疱様発疹に関する検討．アレルギー, 60 : 1543-1549, 2011.
9) 大矢幸弘：プロアクティブ外用療法．Modern Physician, 33 : 232-236, 2013.

3 "corticosteroid-phobia"と心身医学的アプローチ

KEY POINTS

- 十分なステロイド外用療法が行われない患者側の要因には,ステロイド外用療法の習熟不足とステロイド忌避がある.

- ステロイド忌避は心身医学的には治療環境への不適応と捉えられる.

- ステロイド忌避の背景には,全か無かの極端な考え方があることが少なくない.

- ステロイド忌避の患者に対する対応としては,共感的に話を聞き,何が問題であったかを把握するよう努める.

- 適切なステロイド外用療法について,繰り返し説明することが大切である.

- ステロイド外用療法の服薬指導には,医師−薬剤師間の十分な情報交換が必要である.

　"corticosteroid-phobia"(ステロイド忌避)は,アトピー性皮膚炎(AD)患者の治療において,1990年代の後半から2000年代の前半頃にとくに問題となった現象で,患者はもとより,医療関係者の間にもステロイド外用療法を巡って混乱を生じた.この問題を背景に,2000年,日本皮膚科学会によるADの治療ガイドラインが作成された経緯がある.

　ADの治療の柱である薬物療法のなかで,ステロイド外用療法は今も昔もファーストラインの治療である[1].このステロイド外用療法が十分行われない患者側の要因としては,大きく分けて,①ステロイド外用療法の習熟不足,②ステロイド忌避,の2つの場合がある.いずれにしてもADは悪化し,コン

トロール不良となり，重症例では入院治療を余儀なくされる場合がある．

ステロイド外用療法の習熟不足としては，外用量が足りない，外用回数が少ない，外用部位や皮疹の程度に応じた適切な効力のものが用いられていない，などがある．医療者が外用療法の指導を行うことにより，患者が自分自身で行う外用療法を習得すれば，治療効果はすぐに得られ，その後の治療経過によい結果をもたらす．適切な外用療法を自ら体験することは，ステロイド外用療法の受け入れにポジティブに作用することが指摘されている[2]．

それに対して問題となるのは，「ステロイドは使用したくない」という，明白なステロイド忌避の場合である．その背景には患者が抱える心理社会的問題が関与していることが少なくない．ステロイド外用療法が行えないことは，治療の柱を失うことを意味する．いかに悪化因子の軽減に努めても，皮疹のコントロールは困難となり，治療は思うように進まない．このような状況は患者が望ましい治療環境に適応できていない，すなわち治療環境への不適応と捉えることができる．

本稿では，ステロイド忌避の問題について，心身医学的な視点から概説し，その対応について考えてみたい．

アトピー性皮膚炎の心身医学的側面と治療環境への不適応

成人のADのなかには，その経過に心理社会的因子が密接に関与し，皮膚心身症と捉えられる例は少なくない．皮膚心身症としてのADと心理社会的問題との関係は，多面的かつ相互的で，複雑に絡み合っているが，図のように，①疾患の悪化因子となる心理社会的問題，すなわちストレス因子となる問題とその対処の仕方，ストレス下での掻破行動と掻破行動の習慣化，および，②疾患から派生する心理社会的問題，すなわち社会生活への影響と治療環境への不適応（ステロイド忌避），というように大きく２つに分けて各々に対応していくのがよいと考える[3]．

外用療法を中心とした薬物療法とともに，これらの心身医学的アプローチを組み合わせて治療にあたることで，ADの治療経過によい影響をもたらす．

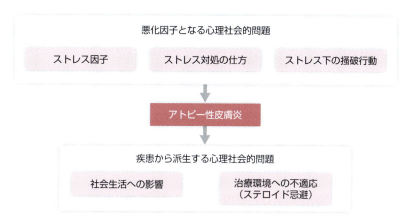

 アトピー性皮膚炎の心身医学的側面

アトピー性皮膚炎の心身医学的問題は相互的で複雑に絡み合っているが，アトピー性皮膚炎の悪化因子となる問題と，疾患から派生する問題に分けて考えると各々に対応しやすくなる．ステロイド忌避は疾患から派生する問題で，治療環境への不適応と捉えられる．

(文献3より引用)

　このうち，疾患から派生する心理社会的問題としては，ADがあるために生じる日常生活，社会生活上の問題（痒みによる集中力の低下，外見上の問題による社会生活の制限，など）があげられるが，多くの問題はADの改善とともに解決の方向に向かう．ところが，ステロイド忌避に代表される治療環境への不適応は，外用療法という治療のツールを失うことになるため，薬物療法と心身医学的アプローチという，いわば車の両輪の一方が回転しない状況となり，治療は進まなくなってしまう．

ステロイド忌避の理由とその対策

　ステロイド忌避の患者に対するアプローチとしては，まず共感的に患者の話を聞くことが基本となる．これは患者に同情したり，賛同したりすることではなく，ましてや延々と長時間にわたって訴えを聞くことでもない．患者の置かれた立場に寄り添って，真剣に話を聞くことが大切である．

　患者はステロイド忌避に結びつく過去の不快な体験があって，挫折感を抱き，医療不信に陥っているかもしれない．安易に批判することは避け，話を

聞きながら何が問題であったかを把握するよう努める．また，患者はステロイド外用療法について，いろいろと誤解していることがある[4, 5]．これらはまったくの思い違いであったり，起こり得ないことであったり，回避できることであったりする．皮膚科医の常識からかけ離れた誤解であっても，「そんなことはあり得ない」で終わらせず，可能な限り合理的に説明することが肝要である．患者は以下のような理由からステロイド外用療法に忌避的になっていることが多い．

❖「外用局所の副作用として皮膚萎縮や毛細血管拡張が起こる」

これはそのとおりであるが，局所の副作用は起こるとすれば，外用部位に起こるので，定期的な診察で外用部位の様子を確認することが大切である．痒疹結節の周囲や指間など皮膚萎縮の起こりやすいところは，あらかじめその可能性を説明し，皮疹部のみに外用すること，副作用の徴候（皮膚が白くなったり，少しへこんだようにみえる，のように患者にわかりやすく説明する）があれば一旦外用を中止して，相談するように指示する．また，ある程度重症の皮疹部位では，この程度の副作用が起きてもリスク・ベネフィットを秤にかけて，受け入れられる範囲であることも理解してもらう．

❖「ステロイドを外用すると色素沈着を起こす」

いうまでもなく炎症後の色素沈着であるが，紅斑が強い場合や，湿疹病変が遷延して紅斑を伴っているような場合は，すでに色素沈着があっても，みえにくい．外用療法により紅斑が消退すると，色素沈着が残る（みえる）ので，あたかも「外用したから色素沈着になった」かのように思われがちである．色素沈着は徐々に薄くはなるが，時間がかかること，それを最小限にするには皮疹の増悪と遷延を防ぐため，外用療法が必要であることを説明する．

❖「免疫抑制や副腎機能低下など，全身的副作用を招く」

物事の捉え方がしばしば極端になりがちな傾向は，成人のAD患者で時にみられる．あまりたびたび聞くと，治療者側の治療意欲も萎えてしまいそうになるが，以下のような内容について適宜説明を試みる．合理的な説明をす

ることで，納得が得られ，ステロイド外用療法に前向きになる患者は少なくない．

・副腎機能抑制はステロイド外用薬の使用量と経皮吸収に左右されるが通常一過性である

　経皮吸収の度合いは皮疹の程度に左右されるため，評価が難しいが，ADの診療ガイドライン[1]では「1日5ないし10gの初期外用量で開始し，症状にあわせて漸減する方法であれば，3ヵ月間使用しても，一過性で可逆的な副腎機能抑制は生じうるものの，負荷逆性の全身的副作用は生じない」との現実的な判断を示している．米国のステロイド外用薬の副作用に関する総説[6]では，強力なステロイド外用薬の使用は，1週間に50gを超えないように，との提案もなされている．

　入院が必要となるような重症例では，10日から2週間程度の入院期間中は，体幹および四肢に1日平均10g程度のステロイド外用薬を要するが，その後の外来通院では1日平均1g程度にまで減量できる．

・ステロイド外用薬による全身的副作用は小児，眼周囲への外用の際に考慮する

　文献的にはステロイド外用薬により全身的副作用を生じた例として，医原性クッシング症候群，高血糖，小児例における成長抑制などが報告されている[6,7]．これらはむしろ使用法の誤りによるもので，ステロイド外用薬そのものの問題であるとは言い難い．小児においては，強力なステロイド外用薬を使用している例で，視床下部－下垂体－副腎機能抑制が比較的起こりやすく[8]，広範囲の外用療法の際に注意すること，より効力の弱い外用薬の選択，外用回数の工夫，密封閉鎖療法を避ける（とくにオムツ皮膚炎の場合に注意を要する）ことが副作用の予防に重要であることが強調されている．

　また，眼周囲へのステロイド外用薬の使用による眼圧の上昇も報告があり，眼瞼皮膚の高い経皮吸収を考えて治療する必要があること，眼科との連携を密にして，十分な観察のもと治療を進めていくことが重要である．

❖「依存性を生じる」

　このようなケースも極端な考え方が影響していることが多い．ステロイド

外用薬を勧めると,「今ステロイドを始めると,一生ステロイドを塗らないといけないのではないか.せっかく頑張ってやめているのに」「ステロイドに頼ってしまって,一生塗り続けないとだめになるのではないかと思う」というような,答えが返ってくることがある.このような場合は,今,この時がすぐ一生の問題になってしまう極端さ,柔軟性のなさを指摘する.また<u>ステロイド薬を外用しないこと</u>を<u>頑張って</u>するのではなく,皮膚の状態を改善し,ほかのことで<u>頑張る</u>ほうが有意義であり,人生を楽しめることを説く.ステロイド外用療法に限らず,万事,全か無か,になりやすいので,ステロイド外用薬を題材にして柔軟な物事の捉え方の練習をすると,それで心身医学的治療になる.

　全か無かという表現には不快感をもつ患者もいるので,場面を選び,かつ「白黒はっきりさせないと気がすまないでしょう」のような言い方にかえると受け入れられやすい.

❖「ステロイドの外用を中止すると悪化する」

　少し改善したからといって,中途半端に中止すると,当然悪化する.定石どおり症状に応じて漸減するのが原則である.ステロイド外用薬の薬効の強さをランクダウンするのもよいが,外用薬の種類が増えて患者が使いこなすのが難しい場合もあるので,体幹,四肢の皮疹であれば,ベリーストロングクラスのもの1種類で,間欠的に外用するように指導することもある.最近では皮疹の再燃を待たず,定期的,間欠的に外用して再燃を予防するプロアクティブ療法も提案されている.

　ADの悪化因子として,職場の人間関係や家族の問題などのストレス状態で起こる搔破行動があり,これが習慣的に繰り返されることで悪化をみるが,患者自身がこれを自覚することにより症状が急激に改善する[10].ステロイド外用薬を中止した時に,搔破行動により皮疹が再燃,悪化することもしばしば経験するので,スクラッチ日記の記載など,搔破行動への対策も十分立てておく[9].

❖「耐性ができる」「だんだん効かなくなる」

次のようなたとえ話で説明すると案外，理解が得られる．

「アトピー性皮膚炎の炎症が起きている時は，火事のように火がぼうぼう燃えている状態．ステロイド外用薬を塗ることは，火に水をかけるようなものなので，火は小さくなる．しかし一方で，知らずに掻破することで，油をそそぐようなことになり，火はかえって燃え盛る．ステロイド外用療法の効果は外用薬の効果と，悪化因子とのバランスで決まるので，外用薬の効果が出ていても，掻破が増すと，効かないようにみえたり，少しだけ塗布して，掻破が多ければみかけ上は改善しない．すると，一見，耐性ができたように思うかもしれない．掻破行動，つまり油を減らして，ステロイド薬，つまり水をかけると，薬の効果は十分発揮され，火は消える．」

患者はストレス下の掻破行動が悪化因子であることに気づいていない場合が少なくないので，このような説明により，掻破行動の修正にも取り組む意欲が増す．

適切な外用療法について繰り返し説明

ステロイド外用薬の薬効のランク，実際の塗布量などを，紙に書いたり，外用処置をしながら説明すると，「これまでこんなに詳しく説明されたことはなかった」といわれることがある．しかし，一概に医師の説明不足，とは決めつけられない．これまでも説明は受けたのかもしれないが，身についていなかった可能性もある．同じ説明を別の医療機関で再度聞くことで，初めて理解することもある．個々の治療者がステロイド外用療法について，説明を繰り返すことで，ドクターショッピングに走ることなく，望ましい治療環境に落ち着く患者が増えるのではないかと期待する．

薬剤師との連携による外用薬の服薬指導の重要性

近年，薬剤師による患者への服薬指導の重要性が高まりつつあり，AD患者についても，アドヒアランスが悪いことやステロイド外用薬への誤解が多

いことを理解したうえで，患者とのコミュニケーションを重視した服薬指導が望ましいことが指摘されている[10]．

　皮膚科医がステロイド忌避の患者に対し，時間を割いて説明し，理解を得たものの，処方せんを提出した薬局で，「強いステロイド薬なのであまり使わないほうがよい」といわれてしまうことも時にあるのは事実である．患者は結局使用をためらい，医療不信を招くことにもなりかねない．医療関係者の説明や指導が与えるインパクトは大きいので，安易な説明や齟齬を生じるような事態は避けるよう，お互いに気をつける必要がある．外用療法の指示内容は，内服薬以上に複雑であり，外用回数，外用部位以外の情報を処方せんにすべて盛り込むことは到底できない．医師－薬剤師間の情報交換が十分行われて，初めて患者へのステロイド外用薬の服薬指導が効を奏するのではないだろうか．

（檜垣祐子）

文献

1) 日本皮膚科学会アトピー性皮膚炎診療ガイドライン作成委員会：アトピー性皮膚炎診療ガイドライン．日皮会誌，119：1515-1534，2009．
2) 川島　眞ほか：アトピー性皮膚炎の診療に対する患者の認識についてのアンケート調査（第1報）．臨床皮膚科，55：113-119，2001．
3) 檜垣祐子：皮膚疾患の心身医学的評価．日皮会誌，120：2958-2960，2010．
4) 吉原伸子ほか：ステロイド外用療法を主とした入院治療に対するアトピー性皮膚炎患者によるVisual Analogue Scaleを用いた評価．日皮会誌，109：1173-1178，1999．
5) 羽白　誠ほか：11．アトピー性皮膚炎．心身症　診断・治療ガイドライン2006　エビデンスに基づくストレス関連疾患へのアプローチ，（小牧　元ほか編，）pp 250-280．協和企画，2006．
6) Hengge UR, et al : Adverse effects of topical glucocorticosteroids. J Am Acad Dermatol, 54 : 1-15, 2006.
7) 鈴木　拓ほか：副腎皮質ステロイド剤外用による医原性Cushing症候群を伴った乾癬性紅皮症．皮膚病診療，16：113-116，1994．
8) Ellison JA, et al : Hypothalamic-pituitary-adrenal function and glucocorticoid sensitivity in atopic dermatitis. Pediatrics, 105 : 794-799, 2000.
9) 檜垣祐子：アトピー性皮膚炎の心身医学的アプローチ実際にやってみよう．もっとよくなるアトピー性皮膚炎皮膚疾患への心身医学的アプローチ，pp 35-77，南山堂，2008．
10) 大谷道輝：アトピー性皮膚炎の服薬指導．医薬ジャーナル，46：999-1007，2010．

索 引

欧文

AP-1	12
CCR4	96
corticosteroid-phobia	197
EASI	89, 92
FTU (Finger-tip unit)	109, 126, 179
IL-18	83
IRS	172
Itch-scratch cycle	85
NF-AT	12
NFκB	12
NMF	48
ODT	20
POEM	89, 93
Rajka & Langeland	94
repeated open application test	149
ROAT	149
SCORAD	89, 91
TARC	15, 83
Th1/Th2バランス	13
Treg	82, 171
TSLP	15, 83
T細胞	171
Weekend therapy	107

あ行

アクアチム®クリーム	32
アスタット®クリーム	32
アドヒアランス	189
アトピー白内障	161
アラキドン酸代謝	6
安全性	57
アンテベート®軟膏	31
アンテベート®軟膏	35
遺伝的素因	79
ウレパール®クリーム	31, 32
易感染症	84
液滴分散法	26
炎症性サイトカイン	5
オイラックス®クリーム	31, 32

か行

外来抗原	84
加温	185
角層pH	80
学童	71, 124
獲得免疫	81
カポジ水痘様発疹症	167
寛解維持療	188
間欠外用	107
感作	44
基剤	31, 61
希釈	33
吸収	7
局所抗炎症作用	20
魚鱗癬	52
クリーム	23
グレード	60
経皮吸収	20
経表皮水分喪失	47
血管透過性亢進抑制作用	12
血清TARC値	96
ゲーベン®クリーム	31
ケモカイン	83
ケラチナミンクリーム	31

205

ケラチナミン軟膏･･････････････････32, 38
抗アレルギー作用･･････････････････101
抗炎症作用･･････････････････････101
交差反応････････････････････････151
口唇口蓋裂････････････････････････140
合成ステロイド･･････････････････････3
混合････････････････････････30, 111

さ行

サイトカイン･････････････････････81
再発例････････････････････････73
細胞内シグナル伝達系･････････････12
ザーネ®軟膏････････････････31, 32
作用機序･･････････････････10, 101
作用点･･････････････････････････12
ジェネリック医薬品･････････････････26
色素沈着････････････････････････200
自己抗原････････････････････････84
四肢････････････････････････････131
思春期･･････････････････････････73
自然寛解････････････････････････71
自然免疫系･･････････････････････81
自然免疫担当細胞･････････････････15
重症度･････････････････････････88
酒さ様皮膚炎･･････････････155, 157
樹状細胞････････････････････････82
授乳婦･･････････････････････138, 142
小児････････････････････････････123
処方監査･･･････････････････････181
尋常性魚鱗癬････････････････････51
親水軟膏････････････････････････31
ステロイド忌避････128, 191, 197, 199
ステロイド受容体･･････････4, 11, 16

ステロイド抵抗性･･････････････････8
ステロイドホルモン･･･････････････････3
ステロイドローション･･････････････135
スーパー抗原････････････････････84
制御性T細胞････････････････････171
成人････････････････････････････131
成人期･･････････････････････････73
生理活性････････････････････････19
接触皮膚炎････････････････148, 149
セマフォリン3A･･････････････････85
先天奇形････････････････････････140

た行

体幹････････････････････････････131
胎児発育････････････････････････141
体内動態････････････････････････20
タキフィラキシー･･････････････････16
タクロリムス軟膏･････････････････148
単純塗布････････････････････････33
単純ヘルペス････････････････84, 168
天然保湿因子････････････････････48
糖質コルチコイド･･････････････････3
塗布量････････････････････････181

な行

軟膏････････････････････････････23
乳児･･････････････････51, 69, 116, 124
尿素軟膏････････････････････････32
妊婦･･････････････････138, 139, 140

206

索 引

は行

- 白内障 …………………………………… 75, 161
- パスタロン®ソフト軟膏 ………… 37, 38
- バリア機能 ……………………………………… 47
- 反跳現象 …………………………………………… 12
- パンデル®軟膏 ……………………………… 35
- 皮膚萎縮 ………………………………………… 200
- 皮膚透過性 ……………………………………… 33
- 表皮細胞 …………………………………………… 83
- ヒルドイド®ソフト軟膏 ………… 32, 38
- ヒルドイド®ローション ………………… 31
- 頻度 …………………………………………………… 68
- フィラグリン ………………………………… 44, 79
- 副作用 ………………………………………………… 156
- 副腎機能低下 ……………………………… 200
- 物性 …………………………………………………… 20
- プレドニゾロン吉草酸エステル酢酸
  エステル …………………………………… 35
- プロアクティブ療法 ……………………… 17
- ベトネベート®N軟膏・クリーム …… 38
- ボアラ®軟膏・クリーム ………………… 38
- 疱疹状湿疹 …………………………………… 168
- 保湿機能 …………………………………………… 48
- 保湿剤 ………………………………………… 30, 80
- 保存方法 ……………………………………… 185

ま行

- マイザー®軟膏 ……………………………… 32
- マラセチア ……………………………………… 85
- 密封療法 ……………………………………… 20, 33
- 無病期 ………………………………………………… 74
- 免疫再構築症候群 ………………………… 172
- 免疫作用 …………………………………………… 4
- 免疫抑制作用 ……………………………… 101
- メンタックス®クリーム ………………… 32
- 毛細血管拡張 …………………………… 12, 156

や行

- 薬理活性 …………………………………… 3, 7
- 薬理作用 …………………………………………… 11
- 有効性 ……………………………………………… 57
- ユベラ®軟膏 …………………………… 31, 32
- 幼児 ………………………………………………… 116
- 予後 …………………………………………………… 73

ら行

- ラミシール®クリーム ……………………… 32
- ランク ……………………………………… 60, 61, 102
- リドメックス ……………………………… 35, 37
- 緑内障 ……………………………………… 161, 164
- リンデロン®－VG軟膏・クリーム … 38
- ロコイド®クリーム ………………………… 38
- ロコイド®軟膏 …………………………… 35, 38
- ローション ……………………………………… 27

アトピー性皮膚炎治療のための
ステロイド外用薬パーフェクトブック ©2015
定価(本体 3,200 円＋税)

2015 年 12 月 5 日　1 版 1 刷

編　者　塩　原　哲　夫
発 行 者　株式会社　南　山　堂
　　　　　代表者　鈴　木　肇

〒113-0034　東京都文京区湯島 4 丁目 1-11
TEL 編集(03)5689-7850・営業(03)5689-7855
振替口座　00110-5-6338
ISBN 978-4-525-34141-1　　　　　Printed in Japan

本書を無断で複写複製することは，著作者および出版社の権利の侵害となります．
JCOPY <(社)出版者著作権管理機構 委託出版物>
本書の無断複写は著作権法上での例外を除き禁じられています．複写する場合は，
そのつど事前に，(社)出版者著作権管理機構(電話 03-3513-6969，FAX 03-3513-6979，
e-mail: info@jcopy.or.jp) の許諾を得てください．

スキャン，デジタルデータ化などの複製行為を無断で行うことは，著作権法上での
限られた例外(私的使用のための複製など)を除き禁じられています．業務目的での
複製行為は使用範囲が内部的であっても違法となり，また私的使用のためであっても
代行業者等の第三者に依頼して複製行為を行うことは違法となります．